汉竹编著·健康爱家系列

经络疏通

一身轻

—— 刘乃刚 主编 ——

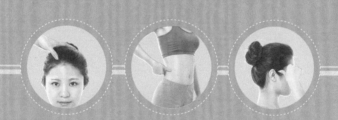

江苏凤凰科学技术出版社 · 南京

图书在版编目（CIP）数据

经络疏通一身轻 / 刘乃刚主编 . — 南京：江苏凤凰科学技术出版社 , 2023.8
ISBN 978-7-5713-3503-8

Ⅰ . ①经… Ⅱ . ①刘… Ⅲ . ①经络 – 按摩疗法（中医）Ⅳ . ① R244.1

中国国家版本馆 CIP 数据核字（2023）第 055885 号

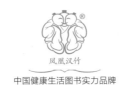

中国健康生活图书实力品牌

经络疏通一身轻

主　　　编	刘乃刚
全 书 设 计	汉　竹
责 任 编 辑	刘玉锋　黄翠香
特 邀 编 辑	张　瑜　郭　搏　宋　芮　肖华清
责 任 校 对	仲　敏
责 任 监 制	刘文洋

出 版 发 行	江苏凤凰科学技术出版社
出版社地址	南京市湖南路 1 号 A 楼，邮编：210009
出版社网址	http://www.pspress.cn
印　　　刷	合肥精艺印刷有限公司

开　　　本	720 mm×1 000 mm　1/16
印　　　张	11
字　　　数	220 000
版　　　次	2023 年 8 月第 1 版
印　　　次	2023 年 8 月第 1 次印刷

标 准 书 号	ISBN 978-7-5713-3503-8
定　　　价	39.80 元

图书如有印装质量问题，可向我社出版科调换。

导读

疏通经络真的有必要吗?

疏通经络的方法有哪些呢?

经常觉得疲倦乏力,怎么疏通经络才能缓解呢?

……

这些问题,从本书中都可以找到答案。

经络遍布全身,内连五脏六腑,外通四肢百骸,是气血运行的重要通道,也是人体脏腑功能的调控系统。疏通经络不仅可以缓解身体不适,还能预防疾病的发生。经络畅通了,身体各部位都能够得到充足的气血滋养,身体自然变得健康强壮。一旦经络淤堵,就会造成人体气血不足,身体也自然会出现种种不适。

本书收录的经络涵盖了十二正经及任、督、带三脉,从基本的经络循行路线入手,为读者详细地讲解了每一条经络的功能和疏通方法,并针对多种常见病提供了相应的经络穴位按摩方。本书文字通俗易懂,配图简明实用,让零基础的初学者也能学会!

无论你是处于亚健康状态还是患有常见病,无论你是年轻人还是中老年人,当身体不适时,都可以从中找到适合的对症经络穴位按摩方,在家调理小病小痛。

主　编	刘乃刚
副主编	韩　虎　刘　畅　刘海燕
编　委	陈　剑　黄煜升　贾云芳　纪　智　李　峰　李　辉
	史榕荇　唐学章　田　圆　王　欢　王金平　王　旭
	魏建梅　杨　帆　赵紫璇　张思德　张永旺　朱文婷
	邹碧晴

目录

第三章 疏通十二经络，脏腑健康无忧

第四章 打通任、督、带三脉

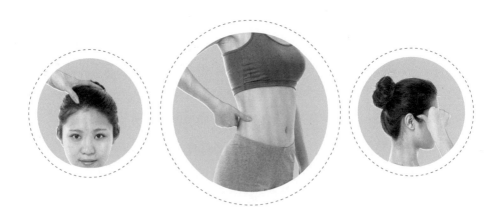

第五章 刺激穴位，摆脱亚健康

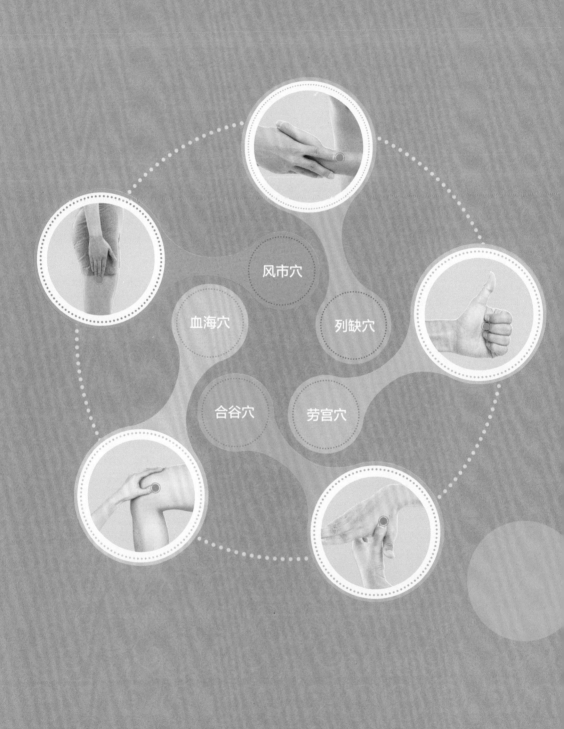

风市穴

血海穴

列缺穴

合谷穴

劳宫穴

第一章
经络是人体中的"大药房"

当身体出现不适时，很多人都会选择吃药打针来缓解，其实，我们的身体自有"大药房"，它就是人体的经络系统。每条经络都相当于人体随身携带的"天然药囊"。这些经络内通五脏六腑，外连筋骨皮毛，能帮助我们调节身体的机能，保障气血的运行。通过按摩经络，可以让气血通畅，让五脏六腑得到更好的滋养，从而间接地起到缓解不适、提升免疫力的作用。

历史悠久的中医经络理论

中医经络理论是研究人体经络系统的组成、循行分布、生理功能、病理变化及其与脏腑、形体、官窍等相互关系的理论，它是中医学理论体系的重要组成部分。经络理论是前人在长期的医疗实践中逐步积累经验，最终发展而成的。

《黄帝内经·灵枢·经脉》指出："经脉者，所以能决死生、处百病、调虚实，不可不通。"说明了经络在生理、病理和疾病防治等方面的作用。其所以"能决死生"，是因为经络具有联系人体内外、运行气血的作用；其所以能"处百病"，是因为经络具有抗御病邪、反映症候的作用；其所以能"调虚实"，是因为刺激经络，可以调节脏腑功能。

经络是人体的"活地图"

中医学指出，经络是运行气血，联系脏腑、体表及全身各部的通道。经络是由经和络组成。经就是干线，络就是旁支。经和络纵横交错，就像是在人体内形成了一张大网，这张网就是人体的"活地图"。人体的五脏六腑、五官九窍、四肢百骸等无不包含在这张"地图"中。机体各部分虽然具有不同的生理功能，但又共同组成身体的整体活动，这种相互联系、彼此配合及有机协调，主要是依靠经络系统的联络、沟通作用实现的。

人体的各个器官，每时每刻都在发挥各自的功能，一旦身体发生疾病就会在经络的循行路线上通过相应的症状向我们发出信号。如果我们能重视这些信号，就能够及早预防和治疗这些疾病，从而保证我们身体的健康。

十二正经

十二正经是经络系统的主体部分，是气血运行的主要通道，与脏腑有直接的络属关系。无论是机体感受外邪还是脏腑功能失调，都会引起经脉循行部位的病变。因此，了解十二正经对防病治病有很重要的意义。

十二正经是人体经络系统中十二条经脉的合称，分别为手三阴经，即手太阴肺经、手厥阴心包经、手少阴心经；手三阳经，即手阳明大肠经、手少阳三焦经、手太阳小肠经；足三阳经，即足阳明胃经、足少阳胆经、足太阳膀胱经；足三阴经，即足太阴脾经、足厥阴肝经、足少阴肾经。每一经脉的名称都是由手或足、阴或阳、脏或腑三个部分所组成。

十二正经分为6条阳经、6条阴经，阳经属腑络脏为表，阴经属脏络腑为里，组成6对表里相合关系。手太阴肺经与手阳明大肠经相表里，手厥阴心包经与手少阳三焦经相表里，手少阴心经与手太阳小肠经相表里；足太阴脾经与足阳明胃经相表里，足厥阴肝经与足少阳胆经相表里，足少阴肾经与足太阳膀胱经相表里。相表里的脏与腑，通过经脉加强了联系，在生理功能上相互配合，在病理上相互影响，在治疗上又可以相互辅助、相互发生作用。

奇经八脉

除十二正经以外，人体还有一套重要的维持生理平衡的经络系统，就是奇经八脉。奇经八脉是督脉、任脉、冲脉、带脉、阴跷脉、阳跷脉、阴维脉、阳维脉的总称。由于此八条经脉与十二正经不同，既不直属脏腑，又无表里配合关系，故称为"奇经"。

奇经八脉纵横交叉于十二正经之间，具有如下生理作用：一是进一步密切了十二正经之间的联系。如督脉总督诸阳经，任脉为阴脉之海，冲脉能通行上下而渗灌三阴经和三阳经，带脉能约束躯干纵行诸经而沟通腰腹部之经脉。二是调节十二正经的气血。十二正经气血有余时，则流注于奇经八脉蓄以备用；而当十二正经气血不足时，则可由奇经溢出，予以补充。三是奇经八脉与肝、肾等脏及脑、髓、胆、女子胞等奇恒之腑关系较为密切，在生理、病理方面有一定的联系。

经络是人体健康的"晴雨表"

中医认为，人体内存在正气和邪气。正气是指人体抗病邪的能力，邪气是指伤人致病的因素，二者处于平衡状态时，人的身体便处于健康状态；如果平衡状态被打破，人的身体就会出现各种不适症状，即处于亚健康状态。

身体处于亚健康状态是可以被感知到或是被检查到的。所谓"通则不痛，痛则不通"，意思是若人的气血畅通，身体就不会疼痛；若身体有疼痛则表明气血不通，身体某些部位、经络穴位处便会出现压痛、结节、瘀络等异常反应，此时用双手去摸、去感受，还能进一步判断脏腑的寒、热、虚、实等证候。当然，这些部位、经络穴位处的异常都是可以通过刺激经络穴位来改善的。

疾病是在某些致病因素的作用下，人体稳定有序的生命活动遭到破坏，出现阴阳失调、形质损伤、机能失常或心理障碍，表现出一系列临床症状和体征的生命过程。《黄帝内经·素问》指出："血气不和，百病乃变化而生"。人体经络是气血运行的通道，因此气血想要"和顺"，就需要经络畅通无阻。如果经络不通，则可能导致各种疾病。

经络是五脏六腑的"镜子"

经络是气血运行的通道，经络畅通的时候，我们体内的气血流通就会很顺畅，这样身体各部位都能得到充足的气血滋养，身体就会很健康。反之，如果经络不通，身体的气血流通就不顺畅，疾病就会在相应的经络上反映出来。

例如，小肠病能沿着经脉窜到耳根，导致耳部发热；膀胱病会沿着足少阴肾经窜到肩部，导致肩上热；肺病则会顺着手太阴肺经窜到肩背部，出现肩背痛……中医讲究望、闻、问、切，其实秘密就在于经络的"镜子"功能。例如，通过经络，从指甲上可以在一定程度上观察到肝的健康状况。同样，肌肉和脾有关，皮肤和肺有关，牙齿和肾有关，眼睛和肝有关，鼻和肺有关等。再比如，同样是头痛，患者可以感觉出是前头痛、后头痛，还是侧头痛。前头痛属阳明经证，后头痛属太阳经证，侧头痛属少阳经证。根据具体情况，或针灸，或按摩，都可以刺激经络，促使经络活跃起来，使正气驱逐邪病，恢复身体平衡。所以，通过经络的"镜子"功能不仅能找到病根，而且通过刺激经络也可以祛除病根。

经脉所过，主治所及

中医认为"经脉所过，主治所及"。意思是说，经脉循行、分布所经过之处，就是该经脉所属腧穴主治的范围。人体某条经络循行路线上出现了问题，可以通过疏通这条经络的易堵穴位来调理。

比如痛风，如果发作部位在大脚趾和脚掌连接的关节处，这个部位正好在脾经的循行路线上，那么就可以重点疏通脾经；如果痛风的发作部位在脚踝内侧，这个部位正好是肾经的循行路线，那么，刺激肾经的易堵塞穴位即可缓解疼痛。

此外，经络上的穴位还有"远治"作用，即不仅能治疗局部病症，还可治疗本经循行所及的远隔部位脏腑器官的病症，有的甚至可影响多个脏器的功能。例如，合谷穴不仅可治上肢病，还可治颈部及头面部疾患，同时还可治疗外感发热病；足三里穴不但能治疗下肢病，而且对调理消化系统功能，甚至对提高人体免疫力等方面都具有一定的积极作用。

经络需要外在刺激

经络为什么会堵塞

中医认为，人体时刻都需要保持经络通畅，这样才能够维持身体各项机能的正常运行。但是，在日常生活中，由于受不良环境、精神因素、饮食习惯等影响，经常会造成经络堵塞，从而使人体出现各种各样的疾病。

⚠ 1. 不良环境影响

由于生存的环境遭受污染以及细菌、病毒、寒、暑、风、湿等入侵，使得人体内的津液滞留、气血凝滞，从而阻塞经络。此外，由于现代都市人生活节奏快、工作压力大等原因也会造成人体生理功能的紊乱和失调，从而导致经络不通。

⚠ 2. 不良情绪导致

造成经络不通的另一个重要的原因是精神内伤。中医认为，怒伤肝、喜伤心、思伤脾、忧伤肺、恐伤肾。巨大的情绪波动会导致五脏俱伤、运化失司、内分泌失调，气机失调，经络必不通。尤其是处于生气、悲痛等不良情绪状态时，更会导致经络被堵塞，产生各种疾病。

⚠ 3. 食用过多垃圾食品

大量食用油炸、腌制、罐头、烧烤等垃圾食品，其中所含的大量有害成分进入人体，日积月累，难以排出体外，最终导致人体经络的堵塞。

⚠ 4. 脏腑器官出现问题

若人体物质、能量交汇转化的总枢纽丹田（多指下腹部的关元穴、阴交穴、气海穴、石门穴）或五脏六腑出了问题，人体的物质、能量无法交汇转化，就会造成经络不通、精气不足。

刺激经络的好处

经络"内属于脏腑，外络于肢节"。如果经络不通，则多会出现骨关节疼痛、脏腑疾病等问题，严重影响我们的生活，所以经络不通时要及时疏通。经常刺激和疏通经络有以下几点好处：

1. 调节脏腑器官的机能

刺激经络可以增强经络本身的功能，也可以促进表里经络之间的联系。通过刺激经络可以改善与经络络属脏腑的功能，提升身体营卫之气的推动力量和濡养五脏六腑、四肢百骸的功能。

2. 活血化瘀

对经络的刺激可以活血化瘀，使气血运行更顺畅，从而改善气血淤滞所致的身体疼痛等症状。所以日常生活中对经络进行合理的刺激和疏通十分有利于身体健康。

3. 提高免疫力

疏通经络对于提高身体的免疫力有很好的帮助。通过对经络的刺激可以达到调理身体、养生保健的作用，从而增强人体体质，提高人体免疫力。

4. 调节情绪

疏通经络对于人的情绪也有很大的影响。《黄帝内经》指出，十二经络各主一类情绪，如果经络发生堵塞就会使人产生负面情绪。而通过刺激疏通经络后，负面情绪也会得到缓解。

与经络息息相关的知识点

经络与经筋

经筋，是附属于十二正经的肌肉筋膜、肌肉管理体系，其功能活动有赖于经络气血的濡养，并受十二正经的调节，所以也划分为十二个系统，称为十二经筋。

十二经筋是十二正经之气"结、聚、散、络"于筋肉、关节的管理体系，是十二正经循行位置上遍布于肌肉系统的统称，它有联缀百骸、维络全身、主司关节运动的功能。

经筋源于四肢末端，走向头身，多结聚于关节和骨骼周边，有的进到胸腹腔，但一般不属络五脏六腑。经筋的分布，同十二正经在体表的循行位置基本上是一致的，但其循走动向各有不同。手、足三阳经的经筋分布于肢体的外侧；手、足三阴经的经筋分布于肢体的内侧，有的还进到膈肌和腹部。

经筋的主要功能是管束骨骼，有益于关节的屈伸运动。如同《黄帝内经》所说："宗筋主束骨而利机关也。"另外，经筋还遍及于身体和四肢的浅表，对全身各部分及五脏六腑组织有一定的维护作用。

经络与穴位

穴位也称"腧穴"，腧即"输通"，有转输、输注的含义；穴即"孔隙"；腧穴即人体脏腑经络之气转输或输注于体表的肌肉腠理和骨节交会的特定孔隙。

腧穴并不是孤立存在于体表的点，而是与深层器官组织有着密切联系、互相输通的特殊部位。这种输通是双向的，从内向外，反映病痛；从外向内，接受刺激，防治疾病，所以腧穴是疾病的反应点和治疗的刺激点。

中医可以通过针灸、推拿、拔罐、刮痧刺激相应的穴位治疗疾病。部分穴位并不在经络上，但对其刺激亦可产生疗效。

常用取穴法

"指寸"定位法

　　"指寸"定位法是一种简易的取穴方法，即依照被取穴者本人手指的长度或宽度为标准来取穴。

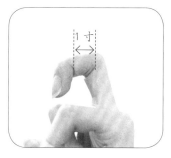

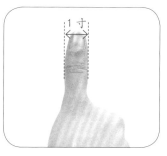

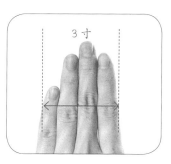

　　中指同身寸：以被取穴者中指中节屈曲时内侧两端纹头之间距离长度为1寸。此法可用于腰背部和四肢等部位。

　　拇指同身寸：以被取穴者拇指指间关节的横向宽度为1寸。此法常用于四肢部位。

　　横指同身寸：又称一夫法，将被取穴者的食指、中指、无名指、小指并拢，以中指中节横纹处为标准，四指的宽度为3寸。

简便取穴法

　　简便取穴法是临床上常用的一种简便易行的取穴法，虽然不适用所有的穴位，但是操作方便，容易记忆。

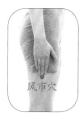

风市穴：直立垂手，手掌并拢伸直，紧贴大腿外侧，中指指尖处即是。

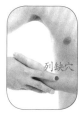

列缺穴：两手虎口相交，一只手食指压另一只手桡骨茎突上，食指指尖到达处即是。

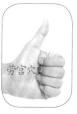

劳宫穴：握拳，中指指尖压在掌心的第1横纹处即是。

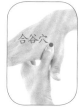

合谷穴：以一只手拇指指间横纹对准另一只手拇指、食指之间的指蹼，拇指尖点处即是。

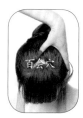

百会穴：两耳尖与头正中线相交处，按压有凹陷处即是。

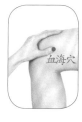

血海穴：屈膝90°，手掌伏于膝盖上，拇指与其他四指成45°，拇指指尖处即是。

体表解剖标志定位法

　　体表解剖标志定位法以体表解剖学的各种标志为依据来确定穴位，可分为固定标志和活动标志两种。固定标志如骨节和肌肉所形成的突起或凹陷、五官轮廓、发际、指（趾）甲、乳头、脐窝等，如两眉间取印堂穴，两乳头间取膻中穴，腓骨头（位于小腿外侧部）前下方取阳陵泉穴；活动标志如各部位的关节、肌腱、肌肉、皮肤在活动过程中出现的空隙、凹陷、皱纹、尖端等，如屈肘时在肘横纹外侧端凹陷处取曲池穴，张口时在耳屏前缘凹陷中取听宫穴。

"骨度"折量定位法

　　"骨度"折量定位法是指将全身各部位以骨节为主要标志规定其长短，并依其比例折算作为定穴的标准。按照此种方法，不论男女老少、高矮胖瘦，折量的分寸都是一样的，从而很好地解决了在不同人群身上定穴的难题。

"骨度"折量寸表

部位	起止点	骨度（寸）	度量
头面部	前发际正中至后发际正中	12	直寸
	眉间（印堂）至前发际正中	3	直寸
	两额角发际（头维）之间	9	横寸
	耳后两乳突（完骨）之间	9	横寸
胸腹胁部	胸骨上窝（天突）至剑胸结合中点（歧骨）	9	直寸
	剑胸结合中点（歧骨）至脐中（神阙）	8	直寸
	脐中（神阙）至耻骨联合上缘（曲骨）	5	直寸
	两乳头之间	8	横寸
	两肩胛骨喙突内侧缘之间	12	横寸
背腰部	肩胛骨内侧缘至后正中线	3	横寸
上肢部	腋前、腋后纹头至肘横纹（平尺骨鹰嘴）	9	直寸
	肘横纹（平尺骨鹰嘴）至腕掌（背）侧远端横纹	12	直寸

（续表）

部位	起止点	骨度（寸）	度量
下肢部	耻骨联合上缘（曲骨）至髌底	18	直寸
	髌底至髌尖	2	直寸
	髌尖（膝中）至内踝尖	15	直寸
	胫骨内侧髁下方（阴陵泉）至内踝尖	13	直寸
	股骨大转子至腘横纹（平髌尖）	19	直寸
	臀沟至腘横纹（平髌尖）	14	直寸
	腘横纹（平髌尖）至外踝尖	16	直寸
	内踝尖至足底	3	直寸

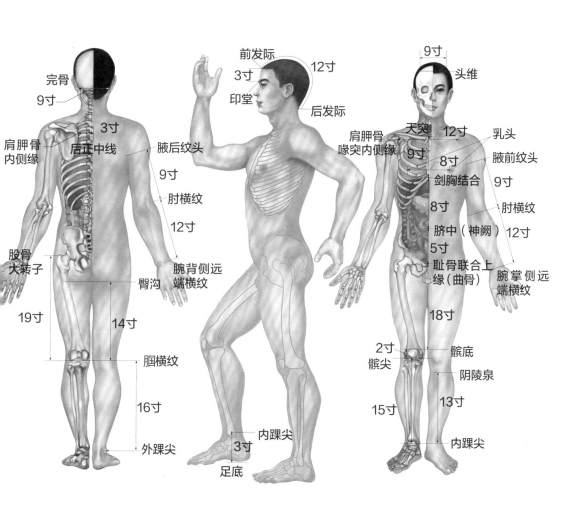

十二正经命名

十二正经的名字由部位、阴阳、脏腑联缀而成。我们只要听到名字，就知道它的阴阳属性、主要配属、循行部位、循行规律，这就是十二正经命名的意义所在。

比方说，手太阴肺经：手是部位，太阴是阴阳属性，肺是对应脏腑，所以称"手太阴肺经"。部位主要包括两种情况，即手经和足经。手经和足经并不是说这条经脉只循行于手或者只循行于足，而是将主要循行于上肢的经脉称为手经，主要循行于下肢的经脉称为足经。第二个是阴阳属性。内为阴，外为阳。所以，凡是循行于身体内侧，尤其是四肢内侧的经脉就是阴经；循行于四肢外侧的经脉就是阳经。大体来说，只要是阴经，都与脏相对应；只要是阳经，都与腑相对应。根据这个规律，我们就能理解十二正经命名的含义了。

十二正经命名含义表

名称	命名含义
手	手经循行于上肢
足	足经循行于下肢
阴	阴经循行于四肢的内侧面
阳	阳经循行于四肢的外侧面
脏	阴经属脏
腑	阳经属腑

经络与十二时辰

　　古人将一昼夜分为十二时辰，人体有十二经络，每条经络都有各自运行的黄金时间，十二时辰正好与十二经络运行的黄金时间一一对应。掌握这些规律，对我们日常的养生保健很有帮助。下面我们就来看看十二经络的盛衰时辰。

十二经络盛衰时辰表

十二经脉名称	对应脏腑	旺时	衰时
足少阳胆经	胆腑	子时（23:00—1:00）	午时（11:00—13:00）
足厥阴肝经	肝脏	丑时（1:00—3:00）	未时（13:00—15:00）
手太阴肺经	肺脏	寅时（3:00—5:00）	申时（15:00—17:00）
手阳明大肠经	大肠腑	卯时（5:00—7:00）	酉时（17:00—19:00）
足阳明胃经	胃腑	辰时（7:00—9:00）	戌时（19:00—21:00）
足太阴脾经	脾脏	巳时（9:00—11:00）	亥时（21:00—23:00）
手少阴心经	心脏	午时（11:00—13:00）	子时（23:00—1:00）
手太阳小肠经	小肠腑	未时（13:00—15:00）	丑时（1:00—3:00）
足太阳膀胱经	膀胱腑	申时（15:00—17:00）	寅时（3:00—5:00）
足少阴肾经	肾脏	酉时（17:00—19:00）	卯时（5:00—7:00）
手厥阴心包经	心包	戌时（19:00—21:00）	辰时（7:00—9:00）
手少阳三焦经	三焦腑	亥时（21:00—23:00）	巳时（9:00—11:00）

抓主症、分三焦

中医在诊治疾病时遵循"辨证论治"的原则，辨证的方法有三焦辨证、八纲辨证、六经辨证、脏腑辨证、气血津液辨证、卫气营血辨证等。其中，三焦辨证对零基础者来说是较易掌握的。

三焦辨证对照表

三焦	气	系统	主要症状	异常表现
上焦	卫气	呼吸系统	感冒、咳嗽、打喷嚏、流鼻涕、怕风、怕冷、出汗异常、胸痛、胸闷等	心肺经络异常：有疼痛、结节、瘀络、皮温凉或热等
中焦	中气	消化系统	消化不良、消瘦或肥胖、大便异常（干或黏或不成形）、口臭、口腔溃疡、舌苔腻或有齿痕、慢性皮肤病、乏力、面黄、肌肉不丰、脂肪过多、血脂高、胸椎痛等	脾胃经络异常：有压痛、结节、瘀络、晕斑、皮温凉等
下焦	元气	泌尿系统、生殖系统	腰酸或痛，腰凉，大小便多，漏尿，大便软或泻，精力不足，性功能减退，怕冷，足寒，记忆力减退，注意力下降，情绪不稳定，易恐惧、担忧，莫名烦躁，从小体虚、易尿床，女性盆腔炎、白带异常、经期异常等	肝肾经络异常：有压痛、结节、包块、瘀络、皮温改变等

定经络、找穴位

按摩治病选穴，离不开腧穴的主治范围。每个腧穴的主治范围既和它所在的经络有关，也和它所在的部位有关。从经络来说，它可以治疗本经所属的脏腑经络病，兼治和本经相关的脏腑经络病；从部位来说，腧穴可以治疗它所在部位及邻近部位的疾病。

十四经腧穴分经主治范围表

腧穴	经名	本经病	二经病	三经病
手三阴经腧穴	手太阴肺经	肺、咽喉病	神志病	胸、胁、膈部病
	手厥阴心包经	心、胃病		
	手少阴心经	心病		
手三阳经腧穴	手阳明大肠经	前头、鼻、口、齿病	眼病、咽喉病、热病、外感病	
	手少阳三焦经	侧头、胁肋病		
	手太阳小肠经	后头、项、肩胛、神志、脊柱病	耳病	
足三阳经腧穴	足阳明胃经	前头、口、齿、咽喉、胃肠病	眼病	神志病、热病、下肢病、全身性疾病
	足少阳胆经	侧头、耳、胁肋、肝胆病		
	足太阳膀胱经	后头、项、背、腰、臀、肛肠、脏腑病		
足三阴经腧穴	足太阴脾经	脾胃病	前阴病	妇科病、男科病、下肢病、全身性疾病
	足厥阴肝经	肝胆病		
	足少阴肾经	肾、肺、咽喉病		
任、督二脉腧穴	任脉	调理各脏腑功能、回阳固脱、有强壮作用	中风脱证、下焦病、虚证	神志病、脏腑病、妇科病、男科病
	督脉	清热通督、有强壮作用	中风昏迷、热病、头面病	

每一个腧穴都可以治其所在部位或邻近部位组织器官的病症，这叫腧穴的近治作用。除了近治作用，腧穴还可以治疗本经循行所及的远隔部位的腑脏、组织、器官的病症，有的甚至可以影响到全身，这叫腧穴的远治作用。

十四经腧穴分部主治范围表

腧穴	分部	主治范围
头面颈项部腧穴	前头、侧头区	眼、鼻病
	后头区	神志病、局部病
	项区	神志病，咽喉、眼、头项病，喑哑
	眼区	眼病
	鼻区	鼻病
	颈区	舌、咽喉、气管、颈部病，喑哑，哮喘
胸腹部腧穴	胸部、上背部	胸肺、心（上焦）病
	胁腹部、下背部	脾、胃（中焦）病
	少腹部、腰骶部	前后阴、肾、肠、膀胱（下焦）病
肩背腰骶部腧穴	肩胛部	局部、头项病
	背部	肺、心病
	背腰部	肝、胆、脾、胃病
	腰骶部	肾、膀胱、肠、后阴、经带病
胸胁、侧腹部腧穴	胸胁部	肝、胆病，局部病
	侧腹部	脾、胃病，经带病

（续表）

腧穴	分部	主治范围
上肢内侧腧穴	上臂内侧部	肘臂内侧病
	前臂内侧部	胸、肺、心、咽喉、胃病，神志病
	掌指内侧部	神志、发热、昏迷病，多用于急救
上肢外侧腧穴	上臂外侧部	肩、臂、肘外侧病
	前臂外侧部	头、眼、鼻、口、齿、咽喉、胁肋、肩胛病，神志病，发热病
	掌指外侧部	咽喉病、发热、急救
下肢后部腧穴	大腿后部	臀股部病
	小腿后部	腰背、后阴病
	足跟、足外侧	头、项、背、腰、眼病，神志病，发热病
下肢前部腧穴	大腿前部	腿、膝部病
	小腿前部	胃肠病
	足面部	前头、口、齿、咽喉、胃肠病，神志病，发热病
下肢内侧腧穴	大腿内侧	经带、小便、前阴病
	小腿内侧	经带、脾胃、前阴、小便病
	足内侧	经带、脾胃、肝、前阴、肾、肺、咽喉病
下肢外侧腧穴	大腿外侧	腰骶、膝股关节病
	小腿外侧	胸胁、颈项、眼、侧头部病
	足外侧	侧头、眼、耳、胁肋部病，发热病

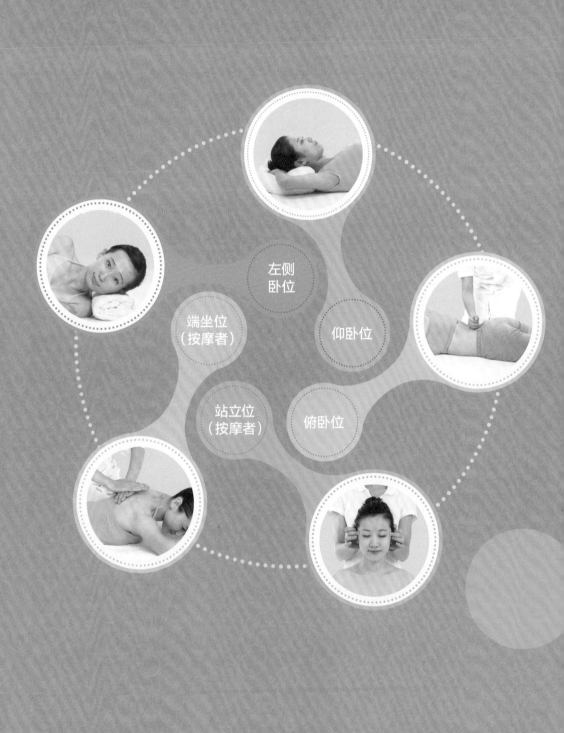

左侧
卧位

仰卧位

端坐位
（按摩者）

站立位
（按摩者）

俯卧位

第二章
刺激经络，激发自愈力

自愈力，是人体自我防御、自我修复、自我复原的能力。它可以保护我们的身体免受侵害，也能够帮助我们的身体抵御外来的病邪，促进生病的身体恢复健康。想要健康的身体，激发自愈力尤为重要。所以，我们应不断协调、帮助身体恢复自愈力，使之正常工作。中医认为，人体有了充足的阳气，自愈力才能强大。刺激经络可以振奋我们体内的阳气，从而激发我们身体的自愈力，帮助身体恢复健康。

四大治疗方法，打通经络

中医理疗疏通经络的方法有很多，其中比较常用且易于掌握的有四种，分别为按摩、拔罐、刮痧、艾灸。按摩主要借助手和指的力量刺激相关穴位来疏通经络；拔罐主要借助负压刺激相关穴位来疏通经络；刮痧主要借助刮板的力量刺激相关穴位来疏通经络；艾灸主要借助局部高温和药力刺激相关穴位来疏通经络。

按摩疗法

按摩常用手法

1. 推法

推动时要紧贴体表，用力要稳，缓慢且匀速。推法可用于体表各经脉循行线上。

2. 按法

按法的力度从轻到重，使患者有酸、麻、胀等感觉。时间要持续数秒钟，反复操作。

3. 点法

用拇指指端或屈曲的拇指、食指或中指近端指关节突起部按压某一治疗点上。

4. 拿法

用拇指、食指和中指，或拇指与其余四指相对用力，在一定部位进行节律性地提捏。操作时，力度由轻到重，动作要有连贯性。

5. 捏法

用拇指与食指、中指或拇指与其余四指夹住肢体的某一部分，相对用力挤压，要有节律性，力度要均匀并逐渐加大。

6. 摩法

摩法刺激轻柔缓和，是胸腹、胁肋常用按摩手法，适用于脘腹疼痛、食积胀满、气滞及胸胁进伤等病症。有掌摩法、指摩法等。

7. 擦法

用手掌大小鱼际或掌根附着于施治部位来回摩擦。力度不宜太大，但推动的幅度要大。

8. 掐法

用指尖掐按穴位，不揉动，垂直用力，多用于急救。

9. 拍法

手指自然并拢，指关节微屈，以虚掌平稳而有节奏地拍打患部。

10. 击法

用掌背、掌根、掌侧小鱼际、指尖并以腕关节带动，有节奏地叩击体表。击法用劲要快速、短暂、垂直叩击体表，不能有拖抽动作。

11. 弹拨法

多以拇指指端着力，其余四指附着在治疗部位上，或以食指、中指着力，将着力的指端按于肌筋缝隙之间，由轻而重，速度均匀。

按摩选穴基本方法

在针对某一疾病按摩的时候，到底选哪些穴位呢？是不是头疼的时候就按头上的穴位，脚疼的时候就按脚上的穴位呢？其实不然，治病选穴大有学问。胃痛的时候，按摩胃部附近的中脘穴可以缓解胃痛，按摩腿部的足三里穴也能和胃止痛，这就是所谓的近部取穴和远部取穴。如果碰到发热、失眠、多梦等病因不明确的病症，又该如何选穴呢？那就选取主治该病症的穴位来按摩，这就是随证取穴。

1. 近部取穴：在病变部位附近取穴

每一个穴位不仅可以治疗所在部位的局部病症，还可以治疗邻近部位的病症，所以用近部取穴法能治疗体表部位明显的症状。如鼻炎取迎香穴，口歪取颊车穴、地仓穴，胃痛取中脘穴、梁门穴，头痛取太阳穴、印堂穴等都属于近部取穴。近部取穴法应用较为广泛。

2. 远部取穴：在离病痛较远的相关经络上取穴

远部取穴是在离病痛较远的部位取穴，既可取所病脏腑本经穴位，也可取表里经或其他有关经脉上的穴位。如胃痛取足三里穴，或取与胃相表里的脾经上的公孙穴；或取与胃有关的经络穴位，如肝经的太冲穴、心包经的内关穴等。

3. 随证取穴：利用穴位主治功能取穴

取穴一般是以病痛部位为依据，但对于发热、白汗、盗汗、虚脱、失眠、多梦等症候，并不能完全适用，此时可应用随证取穴法。如胸闷、气促可取膻中穴，血虚、慢性出血疾病可取膈俞穴；肌腱、韧带损伤可取阳陵泉穴；外感发热可取大椎穴、合谷穴、曲池穴等以清热解表；昏迷急救可取水沟穴、素髎穴、内关穴以醒神开窍；阴虚发热、盗汗取阴郄穴、复溜穴等以滋阴清热。

拔罐疗法

拔罐的常用工具

拔罐前要准备好所需用品，如酒精、棉球、针具、镊子（或止血钳）、打火机、罐子等。另外，某些特殊拔罐法还需准备相应物品，如药罐法需准备好中药、药锅等。

常用罐具的种类

常见的罐具有很多种，如竹罐、抽气罐、玻璃罐、陶瓷罐等。那么如何选择合适的罐具呢，下面我们对常用罐具做简单介绍。

1. 竹罐

用竹子制成，在南方应用较普遍。制作时选取坚实成熟的老竹子，按竹节截断，一端留节作底，一端去节作口，削去外面老皮，做成中间略粗、两端稍细、形如腰鼓的圆柱形竹筒。竹筒口底要平，四周要光滑，长 8~10 厘米。竹罐的优点是轻便耐用，不易打碎，能吸收药液，且容易取材，制作方便。缺点主要是易燥裂漏气，不透明，不易观察皮肤颜色的变化及出血情况。

2. 抽气罐

抽气罐可以分为人工抽气罐和机械抽气罐两种。人工枪式抽气罐是目前居家拔罐的优先选择，机械抽气罐一般在医院应用较多。

3. 玻璃罐

玻璃罐是用耐热玻璃烧制而成，腔大口小，罐口边缘略向外突，是目前较为常用的一种罐具。按罐口直径及腔的大小，可分为不同的型号。玻璃罐的优点是造型美观，材质透明，易于观察皮肤的变化，容易掌握出血量的多少，特别适用于刺血拔罐法、走罐法。缺点是容易破碎，导热快，易烫伤。

4. 陶瓷罐

陶瓷罐是陶罐和瓷罐的统称，多是用陶土涂黑釉或黄釉后烧制而成。口平，底平，内外光滑，中间略大，两端略小，如瓷鼓状，厚薄适宜。陶瓷罐的优点是价格低廉，吸附力大，易保管，易于消毒，适用于多个部位。缺点是陶具较重，容易打破，不便携带，且无法观察罐内皮肤颜色的变化。

拔罐常用手法

1. 走罐

亦称推罐，是指在罐具吸拔住皮肤后，再反复推移罐具，扩大拔罐面积的一种拔罐方法。即罐具吸拔住皮肤后，用手扶住罐底，用力在应拔部位上下或左右缓慢地来回推拉。推拉时，将罐具前进方向的半边略提起，以另一半罐口着力。

2. 闪罐

是指将罐具吸拔在应拔部位后随即取下，一拔一取，如此反复的一种拔罐方法。操作时，用镊子或止血钳夹住蘸有适量酒精的棉球，点燃后迅速送入罐底，立即抽出，然后将罐吸附于施术部位，立即将罐取下，如此反复多次，至皮肤泛红为宜。

3. 留罐

又称坐罐，是拔罐疗法中常用的方法，即将罐拔住后，在治疗部位上留置一定时间，以皮肤泛红、充血或有瘀血为度。

4. 药罐

操作时先将药物在水中煮沸一段时间制成药液，再将竹罐放入药液中煮2~3分钟，用筷子将竹罐夹出，罐口朝下，甩去药液，迅速用折叠的湿毛巾捂一下罐口，趁罐内充满蒸汽时，迅速将罐扣在应拔部位。

5. 留针拔罐

简称针罐，操作时，先用酒精局部消毒。在相应的穴位上针刺"得气"（将针刺入身体后产生酸、麻、胀的感觉）后，将针留在原处，以针为中心用罐把针罩住，留置5~10分钟后，待皮肤充血或有瘀血时，将罐轻轻取下后再出针。

6. 刺血拔罐

是用三棱针或注射针头刺穴位、病灶部表皮显露的小血管，使之出血或出脓，然后立刻拔罐，或用梅花针在治疗部位轻轻扣刺至皮肤泛红或有出血，然后立即拔罐的方法。

刮痧疗法

——— 刮痧工具 ———

刮痧板

现代多选用具有药物作用的水牛角材质或玉石材质制成的刮痧板。

水牛角材质：水牛角性寒，味苦，具有发散行气、清热解毒、活血化瘀的作用。

玉石材质：玉石性平，味甘，入肺经，润心肺，清肺热。《本草纲目》记载，玉具有"清音哑、止烦渴、定虚喘、安神明、滋养五脏六腑"的作用，是具有清纯之气的良药。

刮痧油

刮痧油多采用具有清热解毒、活血化瘀、消炎镇痛功效而无毒副作用的中药，以及渗透性强、润滑性好的植物油加工而成。刮痧时身体涂上刮痧油，不但可以减轻疼痛，加速病邪外排，还可以保护皮肤，预防感染，使刮痧安全有效。

毛巾和纸巾

刮拭前清洁皮肤，要选用清洁卫生、质地柔软，对皮肤无刺激、无伤害的天然纤维织物。刮拭后可用毛巾或柔软的清洁纸巾擦拭污渍、汗渍等。

10 种基本的刮痧手法

掌握基本的刮拭手法是学习刮痧的基础，只有熟练掌握了这些手法并能恰当运用它们，才能将刮痧应用得游刃有余。正确的刮拭方法可以提高刮痧的疗效，避免不当刮拭带来的伤害。

刮拭方法		刮拭步骤	适用部位
	面刮法	手持刮痧板，根据刮拭部位的情况，将刮痧板的一半长边或整个长边接触皮肤，刮痧板向刮拭的方向倾斜30°~60°（45°最常用），自上而下或从内到外均匀地沿同一方向直线刮拭，不要来回刮	适用于躯干、四肢、头部等平坦部位的刮拭
角刮法	单角刮法	用刮痧板的一个角，朝刮拭方向倾斜45°，在穴位处自上而下刮拭	适用于肩贞穴、膻中穴、风池穴等穴位
	双角刮法	刮痧板凹槽处对准脊椎棘突，凹槽两侧的双角放在脊椎棘突和两侧横突之间的部位，向下倾斜45°，自上而下刮拭	适用于脊椎部刮拭

（续表）

刮拭方法		刮拭步骤	适用部位
	点按法	将刮痧板角部与穴位呈90°垂直，向下按压，由轻到重，逐渐加力，停留片刻后迅速抬起，使肌肉复原，多次重复，手法连贯	适用于水沟穴、内膝眼穴、外膝眼穴等穴位
	拍打法	将五指和手掌弯曲成弧状拍打，弯曲的指掌与肘窝或膝窝完全接触，称为实拍；指掌弯曲弧度增大，手掌中间不接触皮肤，称为空拍。拍打之前一定要在拍打部位涂上刮痧油（也可以用刮痧板拍打）	仅限于四肢肘窝和膝窝，躯干部位和颈部禁用拍打法
	平刮法	操作方法与面刮法相似，只是刮痧板向刮拭方向倾斜的角度小于15°，并且向下的渗透力比较大。因为刮痧板倾斜的角度小，可以减轻刮拭时的疼痛	适用于身体比较敏感的部位，如面部、下腹部等
按揉法	平面按揉法	用刮痧板角部的平面以小于20°倾斜按压在穴位上，做柔和、缓慢的旋转运动，刮痧板角部平面始终不离开接触的皮肤，按揉压力应渗透至皮下组织或肌肉	适用于合谷穴、足三里穴、内关穴，以及其他疼痛敏感点
	垂直按揉法	将刮痧板一角以90°垂直按压在穴位上，做柔和、缓慢的旋转运动，刮痧板始终不离开皮肤	适用于骨缝部的穴位
	推刮法	操作方法与面刮法相似，刮痧板向刮拭方向倾斜的角度小于45°，刮拭的按压力大于面刮法和平刮法，刮拭的速度也比以上刮痧法缓慢，而且每次刮拭的长度要短	适用于疼痛区域
	压刮法	将刮痧板角部与穴位区呈90°垂直，刮痧板始终不离皮肤，并施以一定的压力做短距离（2~3厘米）前后刮拭或左右摩擦刮拭	适用于头部的穴位

艾灸疗法

灸量、灸时、灸程的选择技巧

灸量——随年龄增加灸壮

《扁鹊心书》中说："人至三十，可三年一灸脐下三百壮；五十可二年一灸脐下三百壮；六十可一年一灸脐下三百壮。"说的就是根据年龄大小决定灸量。有灸三壮的，有灸二十一壮的（《玉龙经》中说"灸膏肓二十一壮亦无妨"），也有不作具体要求的。一般因年龄而定或结合具体状况灵活掌握为宜。一般来说，小儿和青少年要少灸，老人可多灸。

灸时——季节交替更适合艾灸

《黄帝内经》中说："月始生，则血气始精，卫气始行。"此时施灸，可充分利用或强化人体阳气生长、经气渐旺的生理节律之优势，因势利导，以扶正祛邪，提高艾灸延缓衰老之效应，其属节律优势灸治法。

著名针灸专家承淡安在《针灸杂志》第四卷第七期撰有"仙传寿灸法"，其论述颇详："取涌泉穴，每月初一起灸到初七日止，每日卯时（上午五点至七点）灸到辰时（上午七点至九点）。每逢艾灸时，艾团如小莲子大，如痛则除之。姜片用与不用，随人自便。均至知痛止而已。每逢初一日，每足灸二十六壮，初二日灸七壮，初三至初七日均同初二日之法行之。"

无论是春夏之交还是夏秋之交，都是艾灸的适宜时间，此时人体的经脉开合，气血流转，用艾灸的火热之力帮助阴阳互生，调畅气血，治病防病的效果更佳。

若病情需要，也可常年灸、按月或每日灸，应遵医嘱。

灸程——多无具体规定

有每月中灸 7 天为一个疗程的；有每年只灸一两次的；有将规定壮数灸完为止的，如此种种，应结合实际情况灵活把握。

艾灸的基本手法

艾条灸

悬起灸：将艾条的一端点燃，对准对症的穴位或患处，在离皮肤3~5厘米处熏烧，每穴灸5~10分钟，至皮肤稍有红晕就可。

回旋灸：操作时，艾条点燃的一端与施灸部位保持一定的距离，将艾条匀速地向左右方向反复移动或旋转。每穴灸20分钟左右，直至皮肤泛红。

雀啄灸：操作时，艾条点燃的一端与施灸部位之间的距离并不固定，而是像鸟雀啄食一样，一远一近地移动。

艾炷灸

瘢痕灸：灸前先在施灸部位涂抹少量蒜汁或蔬菜汁，然后用枣核大小的艾炷，直接放在穴位上施灸。因灸后局部会产生炎症，愈合后随着灸疮的结痂脱落，局部会留下瘢痕，故得名。（此灸法慎用，避免感染。）

无瘢痕灸：灸前先在施灸部位涂少量油膏，然后将艾炷点燃放在穴位之上。当患者感到皮肤灼痛时，即夹去艾炷，更换艾炷再灸，连续灸3~7壮，以局部皮肤泛红但不起泡为度。

艾盒灸

打开艾盒上的盖子，燃起艾条，将点燃的一端插进艾灸孔中，用卡子固定好艾条后盖上盒子。将艾盒放在施灸部位，用橡皮条和挂钩固定。也可用艾绒，将其点燃后，直接置于有纱网的艾条盒中。

隔物灸

隔姜灸：将新鲜生姜切成约0.3厘米厚的薄片，中心处用针多扎些孔，上置艾炷，放在穴位上燃灸。当被灸者感到灼痛时，可将姜片稍稍上提，使之离开皮肤片刻，旋即放下，再行灸治，反复进行，直到局部皮肤出现潮红为止。

隔盐灸：使用时让被灸者仰卧屈膝，以纯白干燥的食盐填平脐孔，再放上姜片和艾炷施灸。如被灸者脐部凸出，可用湿面条将脐穴围成井口状，再填盐于其中施灸。此法只适用于脐部。

隔蒜灸：将大蒜切成约0.3厘米厚的薄片，中间用针多扎些孔，放在穴位或肿块上（如未破溃化脓的脓头处），用艾炷灸之。

除了上述常见灸法外，还有隔附子饼灸、隔吴茱萸灸，应根据患者情况谨慎选择。

中医外治法的体位选择

在进行中医外治法（如按摩、拔罐、刮痧、艾灸）治疗时，医患双方都应选择合适的体位，以利于手法的实施。体位正确与否，是准确取穴、便于操作、提高疗效的保证。选择体位的原则为：被按摩者肢体自然放松并能持久，治疗部位充分暴露，并且应该感觉舒适、安全；按摩者能够操作自如，发力方便，左右手交替无障碍，并且能持久操作，不易疲劳。

被按摩者的体位

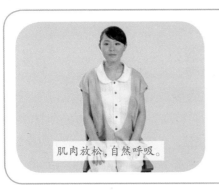

肌肉放松，自然呼吸。

端坐位：正坐，屈膝、屈髋各90°，双脚分开与肩同宽，上肢自然下垂，双手置于膝上。

适用于按摩头面部、颈项部、肩部、上肢部、胸部、背部、腰部、下肢部。

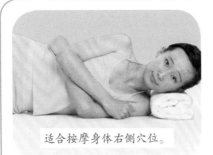

适合按摩身体右侧穴位。

左侧卧位：身体左侧在下，下侧腿伸直，上侧腿屈曲。头颈部侧面垫一高低合适的枕头，以保持脊柱平衡。

适用于按摩右侧的上肢部、胁部、腰部、髋部、下肢部。

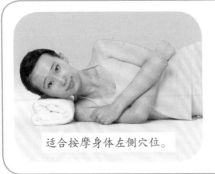

适合按摩身体左侧穴位。

右侧卧位：身体右侧在下，下侧腿伸直，上侧腿屈曲。头颈部侧面垫一高低合适的枕头，以保持脊柱平衡。

适用于按摩左侧的上肢部、胁部、腰部、髋部、下肢部。

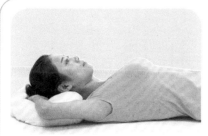

仰卧位：去枕或低枕，面部朝上，下肢自然伸直。根据按摩需要可随时调整上下肢的位置。

适用于按摩面部、胸部、腹部、下肢部。

适合按摩身体正面穴位。

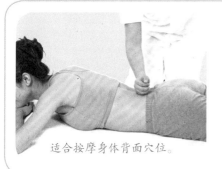

俯卧位：腹部朝下，下肢自然伸直，上肢置于体侧或屈肘置于面部下方。根据按摩需要可随时调整上下肢的位置。

适用于按摩头部、颈项部、背部、腰部、髋部、臀部、下肢部。

适合按摩身体背面穴位。

按摩者的体位

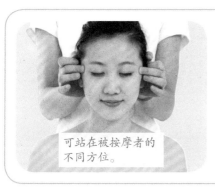

站立位：自然站立，双脚左右分开或双脚前后呈弓步站立。

按摩部位需在保证效果的前提下结合受术者的体位而定。

可站在被按摩者的不同方位。

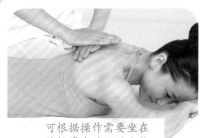

端坐位：正坐，屈膝、屈髋各90°，双脚分开与肩同宽。

按摩部位需在保证效果的前提下结合受术者的体位而定。

可根据操作需要坐在被按摩者的不同方位。

中医外治法的适应证和禁忌证

脏腑与体表生理相连、与经络相通，通过按摩、拔罐等手法，作用于人体的皮肤、肌肉、筋腱、关节、神经、血管以及淋巴等组织，产生一种良性刺激，可起到舒筋活络、畅通气血、消肿止痛等效果，从而减轻患者的痛苦，缩短治疗时间。下面我们一起来了解一下中医外治法的适应证。

适应证

儿科疾病： 如婴幼儿腹泻、感冒、发热、夜啼、佝偻病，小儿肌性斜颈、脑瘫、疳积，小儿麻痹后遗症等。

五官科疾病： 如假性近视、视神经萎缩、失音、慢性鼻炎、慢性咽炎、耳鸣、耳聋、牙疼等。

内科疾病： 如感冒、头痛、失眠、胃脘痛、胃下垂、便秘、慢性腹泻、腰痛、遗尿、痹证、偏瘫等。

妇科疾病： 如急性乳腺炎、月经不调、痛经、闭经、产后耻骨联合分离症、慢性盆腔炎、子宫脱垂等。

伤科疾病： 如腰椎间盘突出症、颈椎病、急性腰扭伤、腰肌劳损、类风湿性关节炎、指部腱鞘炎等。

日常保健： 预防疾病、病后恢复、强身健体、减肥、美容等。

> **温馨提示**
>
> 刮痧和拔罐都属于泄法，在排邪气的同时也会损耗阳气，对于阳虚、气虚的人并不合适。对于病灶较深、气血不足、刮不出痧的人，就可以选择拔罐，深层的瘀血较易拔出。而艾灸则属于补法，能补阳益气、扶正祛邪、固本强身。艾灸重温补效果，阴虚阳亢、实热者不宜艾灸。按摩疗法除对于骨质疏松和脊椎病急性发作患者不适宜外，适用于绝大多数人。有些人可能不知道自己的体质，建议在按摩、拔罐、刮痧、艾灸前，先咨询一下医生是否适宜。值得注意的是，由于每个人对疼痛的耐受力不同，为避免因患者感觉迟钝导致受伤，因此在操作时应谨慎小心，密切观察。

禁忌证

中医外治疗法不需要借助太多工具就可以操作，非常方便，但是作为一种保健、治病的疗法，中医外治法同样有一些禁忌证需要注意。

为避免引起不良后果，下列情况不宜采用中医外治法。

1. 患有出血性疾病。

2. 患有皮肤病且局部有化脓、感染区域。

3. 患有各种急性传染病。

4. 颈、腰椎手术后慎用正骨手法。

5. 患有诊断不明的脊柱损伤。

6. 患有严重的老年性骨质疏松症。

7. 醉酒后神志不清、情绪失控。

8. 饥饿、过饱、劳动太累后、沐浴后、剧烈运动后，不宜采用中医外治法。

9. 患有严重心脏病、肾病、肺病、脑病、恶性肿瘤。

10. 女性月经期、妊娠期间不宜采用中医外治法。

11. 患有严重基础病。

12. 痛感迟钝者。

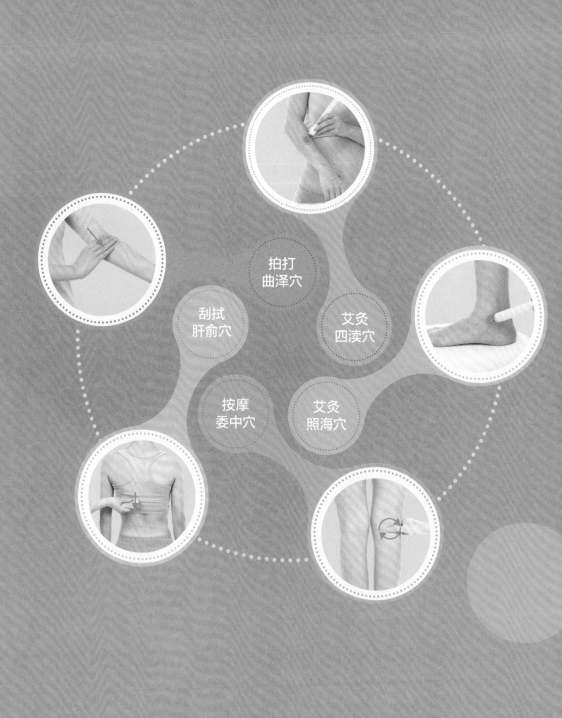

拍打
曲泽穴

刮拭
肝俞穴

艾灸
四渎穴

按摩
委中穴

艾灸
照海穴

第三章
疏通十二经络，脏腑健康无忧

经络是气血运行的通路。经络是否畅通，不仅关系着气血能否正常运行，而且关系到五脏六腑是否可以正常运转。经络和道路一样也存在一些"易堵点"。在疾病形成的早期，由于经络堵塞，气血运行会不畅通，导致营养不能及时运送，代谢废物不能顺利排出，脏腑功能也会受到影响。由此不难看出，只有保障经络畅通，才能促使气血正常运行，保证脏腑健康运转。

手太阴肺经

手太阴肺经是十二经脉循行的起始经脉，经脉的循行与肺脏相连，并向下与大肠相联络。肺与大肠是相表里的脏腑。肺脏在五脏六腑中位置最高，呈圆锥形，其叶下垂，很像古代马车的伞盖，因此肺被称为"五脏六腑之华盖"。

肺经的循行路线

肺经起于中焦，向下络于大肠，复返向上沿着胃的上口，穿过横膈膜，直属于肺，上至气管、喉咙，沿锁骨横行至腋下（中府、云门二穴），沿着上肢内侧前缘下行，至肘中，沿前臂内侧桡骨边缘进入寸口，经大鱼际部，至拇指桡侧尖端（少商穴）。

肺经小评

肺经与胃、肺和大肠紧密相联，很多与呼吸系统有关的疾病，如哮喘、咳嗽、感冒等都可以借助肺经上的穴位予以调治。

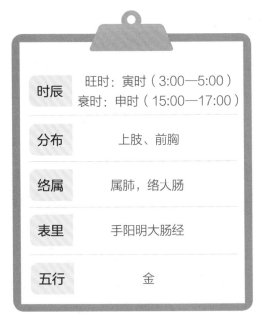

时辰	旺时：寅时（3:00—5:00） 衰时：申时（15:00—17:00）
分布	上肢、前胸
络属	属肺，络入肠
表里	手阳明大肠经
五行	金

肺经速记口诀

肺经一侧 11 穴，左右共 22 个；上肢一侧 9 个，左右共 18 个；前胸一侧 2 个，左右共 4 个；首穴为中府穴，末穴为少商穴。

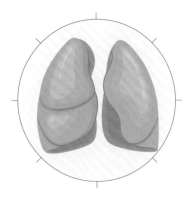

命名由来

肺经是从中焦胃脘开始，一直到肺。因其联系到肺，由此命名为肺经。

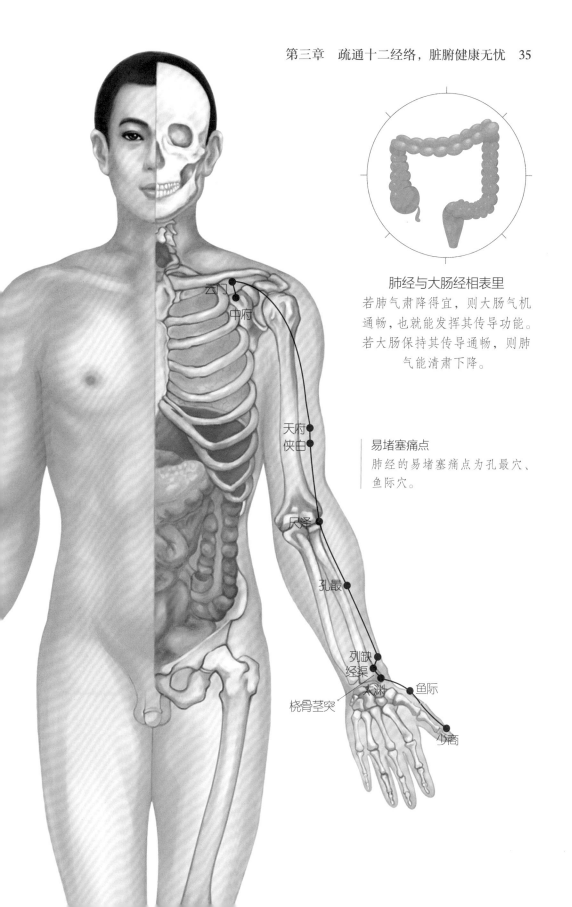

云门
中府

天府
侠白

尺泽

孔最

列缺
经渠
太渊
桡骨茎突
鱼际
少商

肺经与大肠经相表里
若肺气肃降得宜，则大肠气机
通畅，也就能发挥其传导功能。
若大肠保持其传导通畅，则肺
气能清肃下降。

易堵塞痛点
肺经的易堵塞痛点为孔最穴、
鱼际穴。

疏通肺经，增强呼吸功能

从中医学的角度来说，肺经的作用就是保持肺的功能，肺主气、司呼吸、通调水道，对人体呼吸、水液的输布和代谢起疏通和调节的作用。

鼻为肺窍

鼻的通气和嗅觉的功能主要依赖于肺气的作用，肺气和，呼吸通利，嗅觉才能正常发挥。鼻为肺窍，同时又是外邪侵犯肺脏的通道，若外邪侵袭肺卫，多由口鼻而入，人体在受寒后，第一反应也是流鼻涕、打喷嚏、鼻塞。

测一测：你的肺经通畅吗？

	是	否
·肺经跟皮肤相联系，如果肺经堵塞，肺气则会不足，皮肤会出现异常，易引发风疹、过敏性皮肤病等。	☐	☐
·肺经堵塞，会导致大肠功能受到影响，出现排便困难的症状。	☐	☐
·肺经与口鼻相连通，当肺经堵塞时，就会出现鼻塞、流鼻涕等症状，而且还会引起气喘、气短等情况。	☐	☐
·肺经经气堵塞容易让人产生焦虑、悲伤等负面情绪。	☐	☐
·肺经不通，则肺经所过部位易出现肿痛、麻木、发凉、酸胀等症状。	☐	☐

诸气膹郁，皆属于肺

气虚的培补、气逆的调顺、浊气的排放、清气的灌溉，都可以通过调节肺的功能来实现。肺主气，司呼吸，所以肺的病变，以肺气上逆为主。它既可因感受外邪而致肺气失宣，或痰浊所阻而肃降失职，也可由于宗气鼓动无力，而使肺气虚弱。膹郁则是气机上逆，郁积于胸中之病，因为肺主宣发、主肃降，如果肺气的敛降无力，上逆之气与敛降之机对峙，上逆不得，下降不能，郁塞于肺，就会出现"膹郁"，这也是肺经堵塞的人大多郁郁寡欢的原因。

看一看，疏通肺经的好处

肺经的作用就是配合其他络脉将气血输送到身体的每一处皮肤、毛发，经常按摩肺经，皮肤、毛发就能得到充分滋养。

中医认为，肺与大肠互为表里，遥相呼应，手太阴肺经在体内下络于大肠，所以肺经通达，对于改善人体排泄功能，预防和缓解便秘都有帮助。

人体的皮肤也需要肺经经气供养，疏通肺经可以使人皮肤光滑、细嫩、有光泽，具有美容养颜的作用。

肺经淤堵的人容易情绪低落，经常疏通肺经，可以减少人的负面情绪，使人变得积极乐观起来。

肺经的疏通方法

　　肺经主管人体的营气和呼吸系统，经常疏通肺经可保证肺部的正常工作，改善咽喉不适，并可起到清除肺部垃圾的作用，能有效预防肺部疾病。寅时（3:00—5:00）经脉气血循行流注至肺经，肺部有疾患的人经常会在此时段醒来，这是气血不足的表现。此时保养肺经效果较好，但此时正是睡眠的时间，因此可从同名经上找，也就是巳时（9:00—11:00）足太阴脾经当令的时段，对肺经和脾经进行按摩。

疏通时间
巳时（9:00—11:00）

疏通方法
刺激易堵穴位，
每穴 3~5 分钟

肺热咳嗽的患者可以通过按揉鱼际穴，使咳嗽症状得到缓解。

　　局部按摩通经络：孔最穴和鱼际穴是肺经的易堵塞穴位，按摩这两个穴位有助于肺经的疏通。用一只手拇指指腹点按另一只手的孔最穴和鱼际穴，每个穴位按 3~5 分钟，以有酸胀感为止。

疏通时间
巳时（9:00—11:00）

疏通方法
按压太渊穴，
每侧 5~10 次

经常按摩太渊穴能够起
到疏通经络、缓解疼痛
的作用。

按压太渊穴通经络：
太渊穴是肺经的原穴。刺
激太渊穴具有补气养肺、
止咳平喘的效果。可用拇
指按压片刻，然后松开，
反复操作 5~10 次，也可以
用艾条温和灸太渊穴 10~15
分钟，以促进气血运行。

手阳明大肠经

手阳明大肠经在食指与手太阴肺经衔接，联系的器官有口、下齿、鼻等，属大肠，络肺，在鼻旁与足阳明胃经相接。

大肠经的循行路线

大肠经起自食指末端（商阳穴），沿食指内侧向上，通过第1、2掌骨之间的合谷穴，向上进入两筋（翘起拇指出现的两条明显的肌腱）之间的凹陷处，向上沿前臂外侧进入肘外侧（曲池穴），再沿上臂外侧上行至肩部，向后与脊柱上的大椎穴相交，然后向下进入锁骨上窝，联络肺脏，通过膈肌，属于大肠。

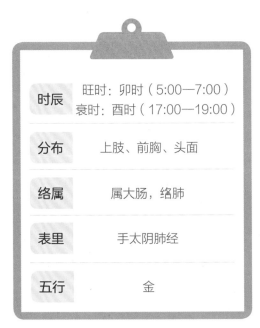

时辰	旺时：卯时（5:00—7:00） 衰时：酉时（17:00—19:00）
分布	上肢、前胸、头面
络属	属大肠，络肺
表里	手太阴肺经
五行	金

大肠经速记口诀

大肠经一侧穴位20个，左右共40个；首穴为商阳穴，末穴为迎香穴。

大肠经小评

经常刺激大肠经，可增强人体的免疫力。

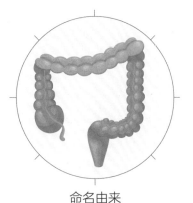

命名由来

大肠经行走于上肢，内属于大肠，由此命名为大肠经。

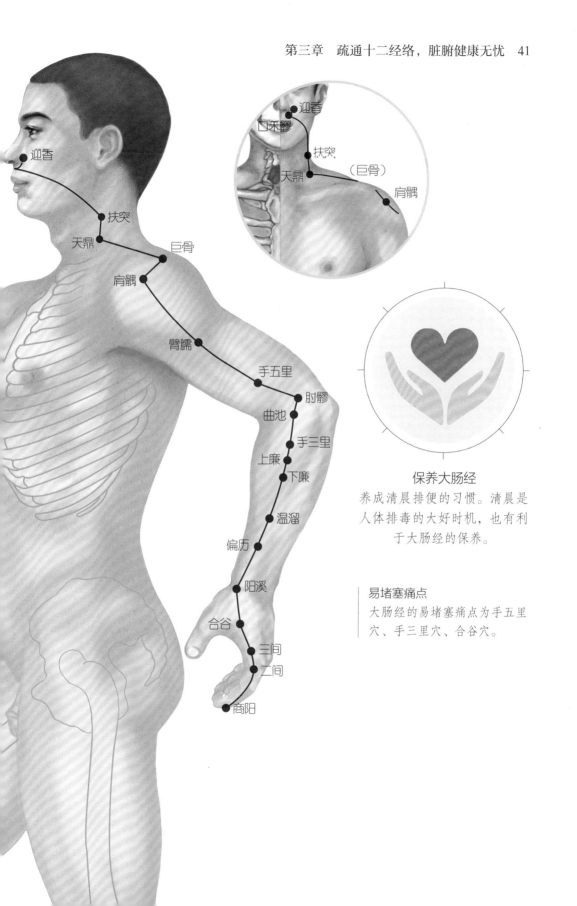

迎香

口禾髎

扶突

天鼎

（巨骨）

肩髃

迎香

扶突

天鼎

巨骨

肩髃

臂臑

手五里

肘髎

曲池

手三里

上廉

下廉

温溜

偏历

阳溪

合谷

三间

二间

商阳

保养大肠经

养成清晨排便的习惯。清晨是
人体排毒的大好时机，也有利
于大肠经的保养。

易堵塞痛点

大肠经的易堵塞痛点为手五里
穴、手三里穴、合谷穴。

疏通大肠经，让排泄正常

大肠经作为人体十二经络当中的一员，对人体新陈代谢的运行起着重要的作用，大肠经一旦堵塞会影响大肠的功能以致排泄异常。

大肠是人体的"传导之官"

中医认为，大肠为"传导之官"，主要功能是传化糟粕。晋代医药学家葛洪指出："欲得长生，肠中当清。"肠道通畅是人体健康的重要指标，也是长寿的根基。大肠有传化糟粕的生理功能。大肠接受由小肠下传的食物残渣，形成粪便。大肠将粪便传送至大肠末端，并经肛门有节制地排出体外，故大肠有"传导之官"之称。

测一测：你的大肠经通畅吗？

	是	否
·大肠经不通畅会导致食指、手背、上肢、后肩等经络路线上的疼痛或出现酸、胀、麻等不舒服的感觉。	☐	☐
·大肠经与面部、下齿、鼻子等关系密切，大肠经出现异常时，会有口干、眼睛干涩、流涕或鼻出血、牙龈肿痛、咽喉肿痛等一系列症状。	☐	☐
·大肠经堵塞会影响一些脏器的功能，比如影响肺部宣泄而有皮肤过敏、脸部长斑的问题，还会影响肠胃的功能，造成食物残渣排泄不畅。	☐	☐
·大肠经的失调会导致与大肠功能有关的病症出现，如腹痛、肠鸣、泄泻、便秘、痢疾等。	☐	☐

大肠与肝相互影响

从五行的角度看,肺和大肠属金,肝属木,金克木。当肺和大肠功能失调的时候，肝木失去约束，进而产生与肝相关的病症，如中风、抽搐、口眼歪斜、眩晕等。因此,大肠经有热就会导致肝火旺，金不能克木,所以肝火得不到控制。而且,肝主筋,肝火得不到克制,人体的筋就会松的松、紧的紧，松紧不均，皮肉自然就歪到一边去了。所以，就会导致有些人脑中风后出现口眼歪斜、偏瘫等症。

看一看，疏通大肠经的好处

"肺与大肠相表里"，大肠经气血旺盛，经气通畅，就可以及时将体内毒素排出体外，进而改善肺功能。

"肺主皮毛"，肺好了，人自然就会脸色红润有光泽、肌肤细腻、毛发茂盛。

疏通大肠经能促进大肠的蠕动，使宿便及时排出，改善便秘问题。

大肠经的许多穴位都具有泻高热、清实热的效果。

大肠经的疏通方法

大肠经不通时，就会引起便秘、腹泻等肠胃问题。大肠主津，津液运化正常，皮肤会滑润有光泽；津液不足，皮肤会出现皱纹等多种问题。所以，我们要掌握疏通大肠经的方法，保证大肠经畅通。卯时（5:00—7:00）大肠经最旺，大肠蠕动活跃，利于人体排出毒物渣滓。此时段是疏通大肠经的好时机。

疏通时间
卯时（5:00—7:00）

疏通方法
局部按揉，
每穴 3~5 分钟

开始时力度要
轻，由浅入深
按揉。

局部按摩通经络： 合谷穴、手三里穴、手五里穴是大肠经上较易淤堵的穴位，可通过按揉这些穴位来疏通大肠经。按揉合谷穴时要用力，如果合谷穴不疼，说明经气基本都堵在上面的手五里穴和手三里穴两个穴位上了，需要先疏通上面的两个穴位，然后再疏通合谷穴。手五里穴和手三里穴可采用弹拨的手法进行刺激，弹拨时可以感觉到有明显的酸、麻、胀感。每穴刺激 3~5 分钟即可。

疏通时间
卯时（5:00—7:00）

疏通方法
循经拍打，
每次 8~10 分钟

经常刺激大肠
经有助于增强
体内的阳气。

循经拍打大肠经：拍打刺激大肠经是保养大肠经的好方法。取端坐姿，一侧手臂自然弯曲，手掌置于大腿上。另一侧手沿着大肠经循行路线，由腕部外侧面上缘到肩部往返拍打，左右手交替进行，反复操作 8~10 分钟。每天 5~7 点拍打一次，可以疏通大肠经。

足阳明胃经

足阳明胃经在鼻旁与手阳明大肠经衔接，联系的器官有鼻、目、上齿、口唇、喉咙、乳房等，属胃，络脾，在足大趾与足太阴脾经相接。胃是气血生成的地方，而气血是人体最基本的保障，所以胃经是人体的后天之本。

胃经的循行路线

胃经循行路线较复杂，我们这里只介绍其中一条主要路线。胃经起于鼻翼两侧（迎香穴），上行至鼻根部，旁行入目内眦会足太阳膀胱经（睛明穴），向下沿鼻外侧（承泣穴、四白穴），进入齿中，复出绕过口角左右相交于颏唇沟（承浆穴），向后沿着下颌骨出大迎穴，沿下颌角（颊车穴）上行过耳前，经颧弓上行，沿着前发际到额前。

胃经小评

胃经是经络系统中非常重要的经脉，联系脏腑、器官众多，通过化生气血、调节气机来调控整个机体的正常运行。

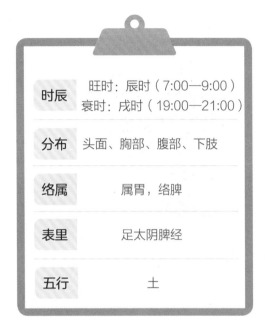

时辰	旺时：辰时（7:00—9:00） 衰时：戌时（19:00—21:00）
分布	头面、胸部、腹部、下肢
络属	属胃，络脾
表里	足太阴脾经
五行	土

胃经速记口诀
胃经一侧穴位 45 个，左右共 90 个；首穴为承泣穴，末穴为厉兑穴。

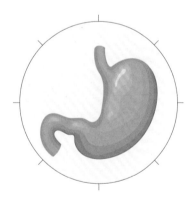

命名由来
胃经从大迎穴前下走人迎穴，沿着喉咙，进入缺盆部，向下通过横膈，内属于胃，由此命名为胃经。

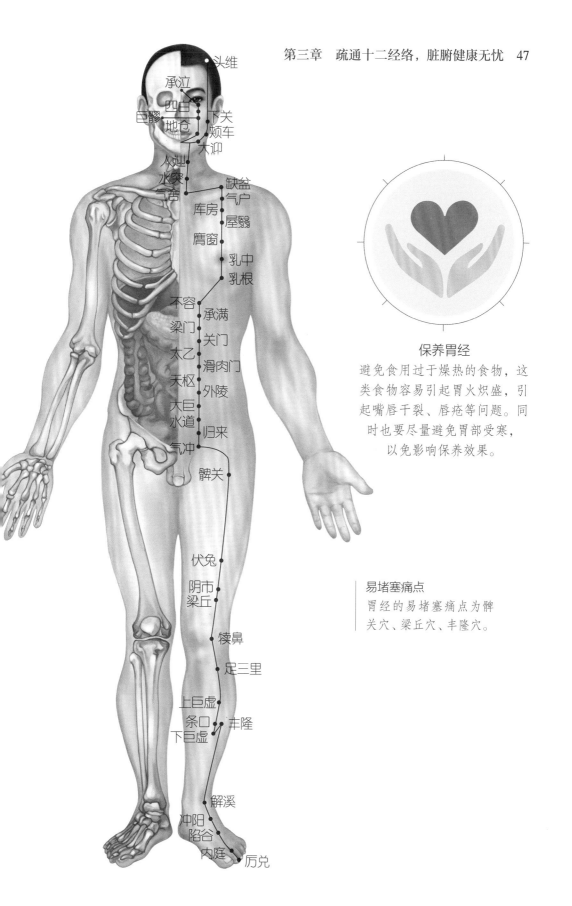

头维
承泣
四白
巨髎　下关
地仓　颊车
大迎
人迎
水突
气舍　缺盆
　　　气户
库房
屋翳
膺窗
乳中
乳根
不容
梁门　承满
太乙　关门
天枢　滑肉门
大巨　外陵
水道
气冲　归来
髀关
伏兔
阴市
梁丘
犊鼻
足三里
上巨虚
条口　丰隆
下巨虚
解溪
冲阳
陷谷
内庭　厉兑

保养胃经

避免食用过于燥热的食物，这类食物容易引起胃火炽盛，引起嘴唇干裂、唇疮等问题。同时也要尽量避免胃部受寒，以免影响保养效果。

易堵塞痛点

胃经的易堵塞痛点为髀关穴、梁丘穴、丰隆穴。

疏通胃经，养好"后天之本"

胃的盛衰影响五脏，胃既可以充养人体的气血，又可以调节人体的经脉。足阳明胃经气血旺盛，循行于阴盛的胸腹部，可起到调节人体经脉气血的作用，同时也能濡养全身脏腑的气血。

胃经通，心神安

胃经通过其经别与心经相关联，胃为气血生化之源，而心为气血之主，前者是源，后者是流，构成了"心胃同病"的基础。心主神志，胃络通心，神以精气为物质基础，是脏腑气血盛衰的外在征象。胃的功能正常，气血生化充足，神志得安；反之，心失所养会致心悸、失眠。胃腑浊气扰心，也可致人出现谵语、狂躁等神志失常症状。所以，要调和脾胃，胃中气血正常，则神志得安。

测一测：你的胃经通畅吗？

	是	否
· 胃经堵塞可能导致足部活动僵硬不舒、股前拘紧疼痛、大腿前部肿痛等症状。	☐	☐
· 胃经不通畅可引起咽喉、头面、口、鼻等部位出现病症，如咽喉痛、口干舌燥等。	☐	☐
· 胃经不通，会出现胃痛胃胀、消化不良、呕吐、反胃、肠鸣腹胀等症状，严重时则胃口全无，食欲不振。	☐	☐
· 胃经出现异常，在精神方面可表现为容易受惊、狂躁。	☐	☐
· 胃经堵塞时，胃经循行部位会出现痛感。	☐	☐

脾胃乃后天之本

《黄帝内经》中说："胃者，五脏六腑之海也，水谷皆入于胃，五脏六腑皆禀气于胃。"意思就是说，我们的日常饮食入口后，需受纳于胃腑，再转化为人体所需的营养物质，用以滋养人体的脏腑、经络以及四肢百骸。

胃气充足，则人胃口好、吸收好，身体更健康；如果胃气受损，五谷不能消化，抵抗力和免疫力则下降，就可能出现各种疾病。

看一看，疏通胃经的好处

胃经畅通，头发有了充足的营养和气血，也就不容易脱落和变白了。

胃经对面部皮肤的营养代谢起着非常重要的作用，胃经通畅有助于美容养颜。

疏通胃经能够促进胃肠蠕动，保持胃肠通畅，使肠胃功能得到改善，不仅能改善消化问题，还能改善因消化不良导致的睡眠问题。

疏通胃经可以预防和辅助治疗口腔疾病，改善口腔溃疡及嘴唇有裂纹、脱皮等问题。

胃经的疏通方法

辰时（7:00—9:00）胃经当令，在此时段吃早餐更容易消化吸收。早餐可安排温和养胃的食物，如稀粥、麦片等。饭后 1 小时循按胃经是一个不错的选择，这样可以充实胃经经气，调节胃肠功能。

疏通时间
辰时（7:00—9:00）

疏通方法
艾灸足三里穴，
每次 15~20 分钟

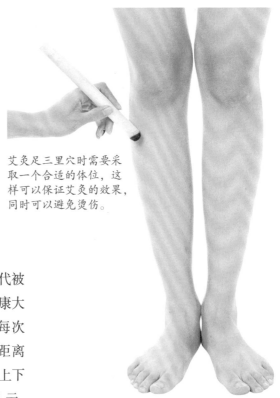

艾灸足三里穴时需要采取一个合适的体位，这样可以保证艾灸的效果，同时可以避免烫伤。

艾灸足三里穴： 足三里穴在古代被称为"长寿穴"，是人体的一个健康大穴。每周艾灸足三里穴 1~2 次，每次灸 15~20 分钟。艾灸时应让艾条距离皮肤近一点，艾条缓慢沿足三里穴上下移动，以不烧伤局部皮肤为度。古人云，"要想身体安，三里常不干"。艾灸足三里穴可以温脾胃之阳，补脾胃之气，提高身体免疫力。

疏通时间
辰时（7.00　9.00）

疏通方法
循经拍打，
每次 10~20 分钟

长期坚持拍打腹部，能够强健胃肠及腹壁肌肉，增强胃肠蠕动以促进消化。

循经拍打： 取站立位，先双手拍打胸腹部穴位 5~10 分钟，疏通胃经气机，然后双手拍打同侧下肢外侧前缘的胃经穴位，各 5~10 分钟，以感觉局部微胀、微红为度，早、晚各 1 次。通过拍打可以起到振奋胃经阳气、疏通气血、祛除邪气的作用。

足太阴脾经

足太阴脾经在足大趾与足阳明胃经相衔接，联系的器官有咽、舌等，属脾，络胃，注心中，在胸部与手少阴心经相接。络脉从本经分出，走向足阳明经，进入腹腔，联络肠胃。脾气旺盛的人，面色红润，肌肉丰满，精力充沛。

脾经的循行路线

脾经从足大趾末端开始，沿大趾内侧赤白肉际（脚背与脚掌的分界线），经过大趾本节后第1跖趾关节后面，上行至内踝的前面，交于足厥阴经的前面，经膝股部内侧前缘，进入腹部，属于脾脏，联络胃，通过横膈上行，夹咽部两旁，连于舌根，分散于舌下。

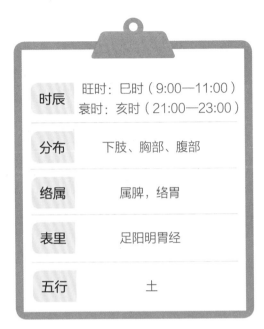

时辰	旺时：巳时（9:00—11:00） 衰时：亥时（21:00—23:00）
分布	下肢、胸部、腹部
络属	属脾，络胃
表里	足阳明胃经
五行	土

脾经速记口诀

脾经一侧穴位21个，左右共42个；首穴为隐白穴，末穴为大包穴。

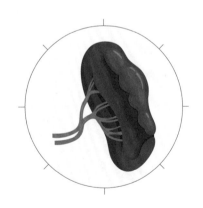

命名由来

脾经从足大趾末端开始，进入腹部，内属于脾，由此命名为脾经。

脾经小评

脾主运化，为后天之本，对于维持消化功能及将食物化为气血起着重要的作用，为气血生化之源。

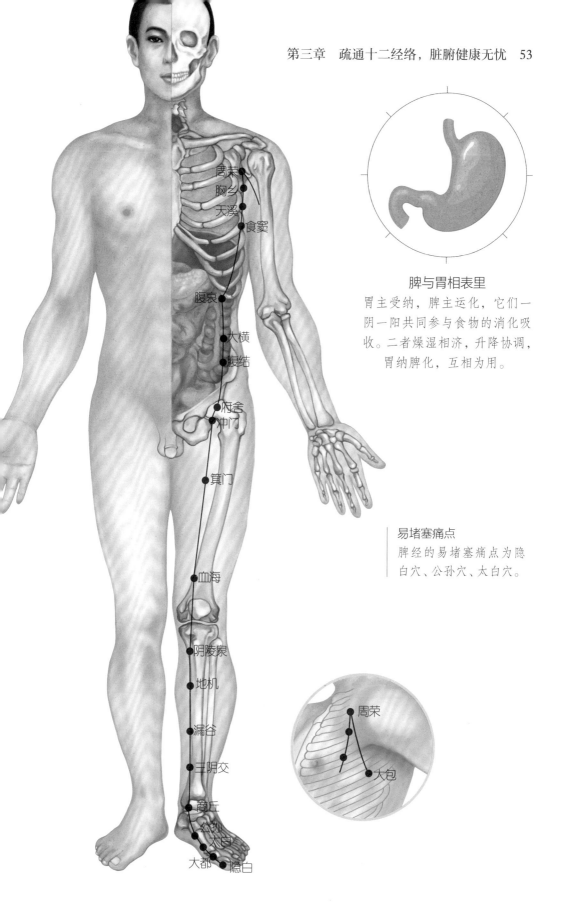

周荣
胸乡
天溪
食窦

腹哀

大横
腹结

府舍
冲门

箕门

血海

阴陵泉

地机

漏谷

三阴交

商丘
公孙
太白
大都 隐白

脾与胃相表里

胃主受纳，脾主运化，它们一阴一阳共同参与食物的消化吸收。二者燥湿相济，升降协调，胃纳脾化，互相为用。

易堵塞痛点

脾经的易堵塞痛点为隐白穴、公孙穴、太白穴。

周荣

大包

疏通脾经，消化好、胃口好

《黄帝内经》曰："饮入于胃，游溢精气，上输于脾，脾气散精，上归于肺，通调水道，下输膀胱，水精四布，五经并行。"意思是说，人吃进食物后，消化、吸收乃至将营养输布全身，全靠脾正常司职。所以说，脾胃为气血生化之源，后天之本，疏通脾经有助于人体消化。

脾主运化

脾主运化，是消化、吸收、排泄的"总调度"，又统管人体血液。脾功能旺盛，机体消化吸收功能才健全，并且为化生精、气、血、津液提供足够的养料，使机体组织得到充分营养，保证人体的正常运行。

测一测：你的脾经通畅吗？

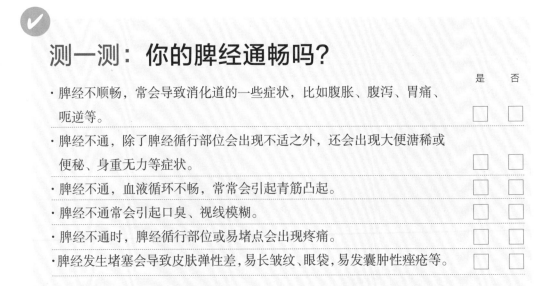

	是	否
·脾经不顺畅，常会导致消化道的一些症状，比如腹胀、腹泻、胃痛、呃逆等。	☐	☐
·脾经不通，除了脾经循行部位会出现不适之外，还会出现大便溏稀或便秘、身重无力等症状。	☐	☐
·脾经不通，血液循环不畅，常常会引起青筋凸起。	☐	☐
·脾经不通常会引起口臭、视线模糊。	☐	☐
·脾经不通时，脾经循行部位或易堵点会出现疼痛。	☐	☐
·脾经发生堵塞会导致皮肤弹性差，易长皱纹、眼袋，易发囊肿性痤疮等。	☐	☐

脾为气血生化之源

脾胃是人体的能量源头，掌管着能量的吸收和分配。中医学认为：人体气血、津液的生化，依赖于脾所消化吸收的食物营养精微物质。

古代有一句俗语"脾旺百病除"，脾气健旺则气血旺盛。如果脾气虚弱，人的食欲便会减退，则面色淡而无华。脾气虚弱，则血少，血少则发无以得生，容易出现脱发等症状，所以养脾就是养气血。

看一看，疏通脾经的好处

脾经通畅，可以促进食物运化，补气益血，还可以清除痰湿，加强对气血的调节和统摄作用，从而调经止带，呵护女性健康。

如果孩子出现厌食、腹痛、呕吐、腹泻等消化道症状，在排除食物中毒等问题的前提下，家长可以通过疏通脾经的方法，帮助孩子调理脾胃，辅助治疗消化道疾病。

脾主肌肉，脾经通畅，有助于强壮肌肉。

疏通脾经，可调"久病之虚"。人体正气源于水谷精气，脾经通畅了，脾的运化功能就强了，水谷精气吸收得就好，正气就足。

脾经的疏通方法

　　巳时（9:00—11:00）脾经最旺，此时拍打刺激脾经就是对脾最好的保养。平时尽量不食用燥热及辛辣刺激性食物，以免伤胃败脾。脾的功能好，则消化吸收好，血液质量好，嘴唇是红润的。唇白提示血气不足，唇暗、唇紫提示寒入脾经或脾经有淤阻。

疏通时间
巳时（9:00—11:00）

疏通方法
循经敲打，
每次 5~10 分钟

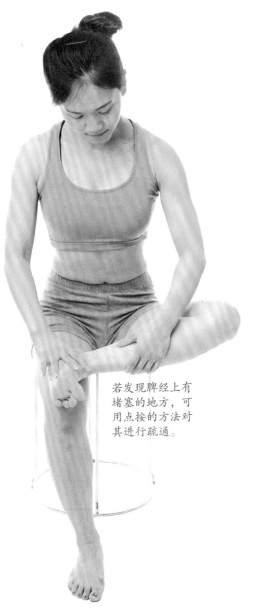

若发现脾经上有堵塞的地方，可用点按的方法对其进行疏通。

　　循经敲打：敲打时手握空拳，循经敲打，用力适中。对于腿部的穴位，敲打时可稍用力。两条腿都要敲，每次敲打 5~10 分钟为好。如果敲打的过程中发现痛点，则表明脾经上有堵塞的地方，这时可以用点按的方法对其进行按揉，将淤堵的穴位打通，从而使整条脾经的气血通畅。

疏通时间
巳时（9:00—11:00）

疏通方法
艾灸易堵塞痛点，
每次 10~15 分钟

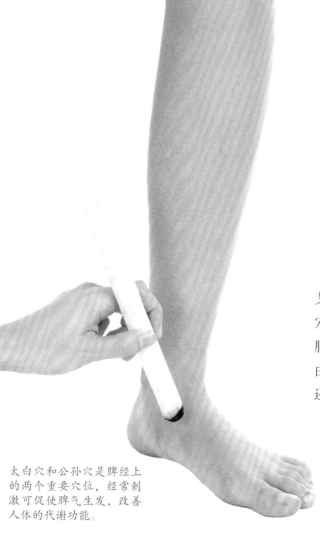

艾灸易堵塞痛点：可以用
艾条在脚两侧的太白穴、公孙
穴上温灸 10~15 分钟，有助于
脾经的疏通，帮助调节身体上
由于气血淤滞导致的各种症状，
还可以增强消化能力。

太白穴和公孙穴是脾经上
的两个重要穴位，经常刺
激可促使脾气生发，改善
人体的代谢功能。

手少阴心经

手少阴心经在心脏与足太阴脾经的支脉衔接，联系的脏腑、器官有心系、咽、目系，属心，络小肠，在手小指与手太阳小肠经相接。

心经的循行路线

手少阴心经起于心中，向下通过膈肌，联络小肠。其中一支过咽喉，上行至眼部。其主干出心中，经过肺部，上行至腋窝（极泉穴），沿上臂内侧后方循行，经过肘关节，沿前臂内侧后方，过掌骨，行于手掌内侧，止于小指内侧端（少冲穴）。

心经小评

心经，顾名思义属于心，它如果出现问题的话，人就会感到心烦意乱、胁痛等，故称心为"君主之官"。刺激心经对于心脏疾病有很好的调理作用。

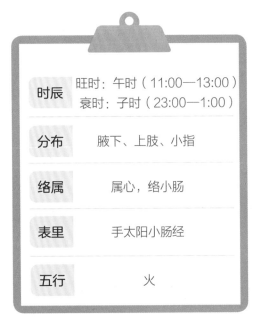

时辰	旺时：午时（11:00—13:00） 衰时：子时（23:00—1:00）
分布	腋下、上肢、小指
络属	属心，络小肠
表里	手太阳小肠经
五行	火

心经速记口诀

本条经一侧穴位 9 个，左右共 18 个；首穴为极泉穴，末穴为少冲穴。

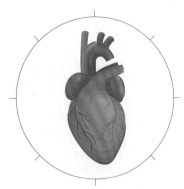

命名由来

心经从心出，与心相连，可以反映心的功能状态，由此命名为心经。

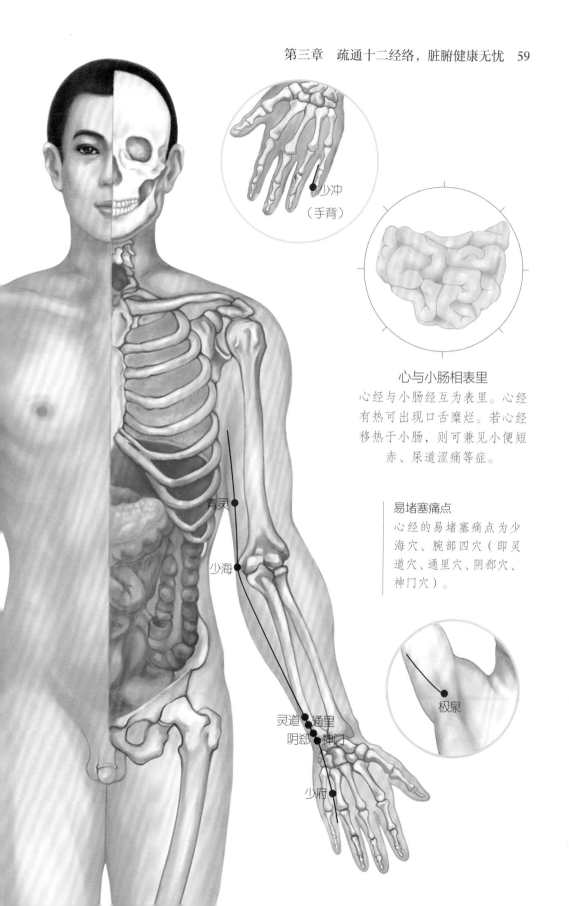

少冲
（手背）

心与小肠相表里

心经与小肠经互为表里。心经
有热可出现口舌糜烂。若心经
移热于小肠，则可兼见小便短
赤、尿道涩痛等症。

易堵塞痛点

心经的易堵塞痛点为少
海穴、腕部四穴（即灵
道穴、通里穴、阴郄穴、
神门穴）。

极泉

青灵

少海

灵道　通里
阴郄　神门

少府

疏通心经，缓解心脏不适

心是人体的"君主"，心保持健康，人的生命才能延续，人的精神状态才良好。心经与心相连，既可以反应心的功能状态，又可以调节心脏功能。如果心经堵塞不通，就会影响心的功能，引发心脉不通，表现为冠心病、心绞痛等，疏通心经有助于缓解心脏不适，维持身体健康。

心主血脉

心主血脉，包括主血和主脉两个方面。心有主管血脉和推动血液循行于脉中的作用，这里的血就是血液。脉，即是脉管，为血之府，是血液运行的通道。心主血脉使得血液周流于全身，滋养机体并为其提供物质基础。

测一测：你的心经通畅吗？

	是	否
·心经不通畅，会出现失眠、多梦、易醒、健忘等症状。	☐	☐
·心经堵塞会导致手臂疼痛、麻木、厥冷。	☐	☐
·心经不通会导致心前区刺痛或者闷痛，并伴有心慌、心悸等。	☐	☐
·心经堵塞还会表现为口唇、颜面、指甲发紫，周身寒冷。	☐	☐

养生先养心

"心者，君主之官也，神明出焉"。而手少阴心经主要负责给心脏补充血液，让心脏更好地推动周身的血液运行，所以心经对人体至关重要。心经一旦出现堵塞就会出现心痛、心神不宁、心悸、失眠等症状。

心又主神明，心神被扰，则会神志失常，所以养心还得从调养心经开始。疏通心经，可以调理心胸痛、头痛、眩晕、失眠、忧郁等症。想要拥有一个健康的身体，首先要做的就是养心，保护好我们的心脏。

看一看，疏通心经的好处

疏通心经可以缓解精神压力，改善头晕、头痛、睡眠不足和多梦等问题，提高睡眠质量。

疏通心经可以调节心律，辅助治疗心脏的原发疾病。

疏通心经能够促进身体血液循环，调理身体的气血，帮助高血压患者调节血压。

心经的疏通方法

　　午时（11:00—13:00）是心经当令的时间，此时心经最旺，不宜做剧烈运动。人在这时午睡片刻，对养心大有好处，可使下午至傍晚精力充沛。中午可以静坐闭目养神或小睡一会儿，即使睡不着，只是闭目养神，对身体也很有好处。

疏通时间
午时（11:00—13:00）

疏通方法
循经捏揉，
每侧 5~10 分钟

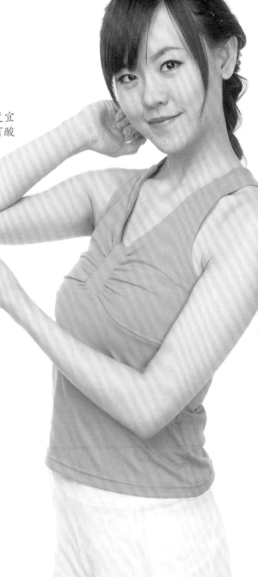

捏揉穴位时力度宜由轻到重，以有酸胀感为度。

　　循经捏揉：抬起右侧手臂，用左手拇指指腹从右侧腋下极泉穴开始捏揉，顺势往下，一直捏搓到小指处的少冲穴。遇到痛点，可以重点捏揉。做完换另一只手，每侧坚持捏揉 5~10 分钟。

疏通时间
午时（11:00—13:00）

疏通方法
艾灸神门穴，
每侧 10~15 分钟

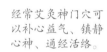

经常艾灸神门穴可以补心益气、镇静心神、通经活络。

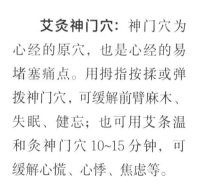

艾灸神门穴： 神门穴为心经的原穴，也是心经的易堵塞痛点。用拇指按揉或弹拨神门穴，可缓解前臂麻木、失眠、健忘；也可用艾条温和灸神门穴 10~15 分钟，可缓解心慌、心悸、焦虑等。

手太阳小肠经

手太阳小肠经在手小指与手少阴心经相衔接，联系的脏腑、器官有咽、胃、心、小肠、耳、鼻等，在目内眦与足太阳膀胱经相接。

小肠经的循行路线

小肠经起于小指外侧端（少泽穴），沿着手背外侧至腕部，出于尺骨茎突部，直上沿着前臂外侧后缘，经尺骨鹰嘴与肱骨内上髁之间，沿上臂外侧后缘，出于肩关节，绕行肩胛部，交会于大椎穴，向下进入缺盆部，联络心脏，沿着食管，通过横膈，到达胃部，属于小肠。分支从面颊部分出，上行眼眶下，至目内眦。

小肠经小评

心与小肠相表里，心脏有问题，小肠经往往先有征兆，所以手太阳小肠经是反映心脏功能的镜子。

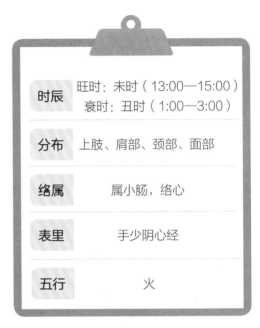

时辰	旺时：未时（13:00—15:00） 衰时：丑时（1:00—3:00）
分布	上肢、肩部、颈部、面部
络属	属小肠，络心
表里	手少阴心经
五行	火

小肠经速记口诀
小肠经一侧穴位 19 个，左右共 38 个；
首穴为少泽穴，末穴为听宫穴。

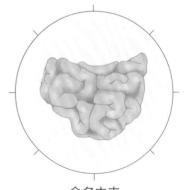

命名由来
手太阳小肠经循行于上肢，内属于小肠，由此命名为小肠经。

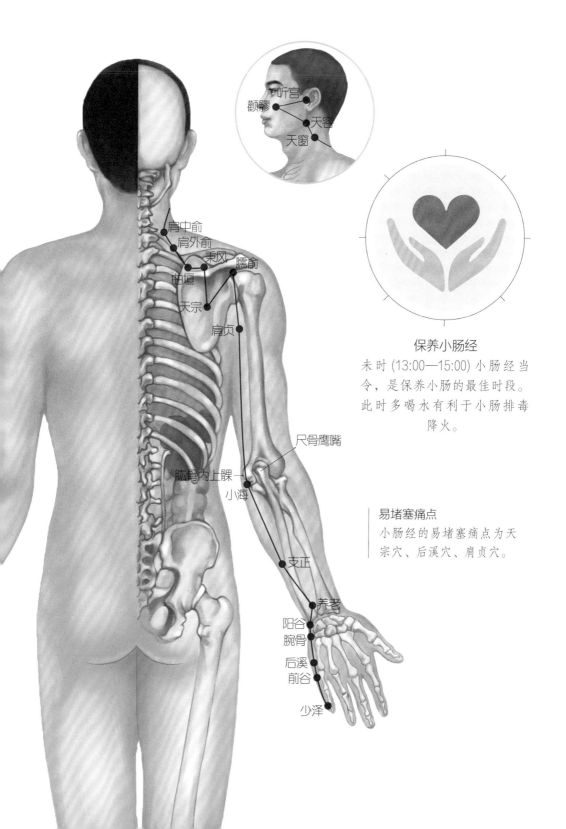

听宫
颧髎
天容
天窗

肩中俞
肩外俞
秉风
臑俞
曲垣
天宗
肩贞

尺骨鹰嘴

肱骨内上髁
小海

支正

养老
阳谷
腕骨
后溪
前谷

少泽

保养小肠经

未时 (13:00—15:00) 小肠经当令，是保养小肠的最佳时段。此时多喝水有利于小肠排毒降火。

易堵塞痛点

小肠经的易堵塞痛点为天宗穴、后溪穴、肩贞穴。

疏通小肠经，缓解颈肩不适

从小肠经的循行路线，我们很容易发现，小肠经的大本营就在肩臂部。从这个角度而言，肩颈的问题多是因为小肠经不通，疏通小肠经有助于缓解颈肩不适。

小肠属火，最怕受寒

寒主收引、凝滞，当阴寒之邪入侵小肠经，经络就会不通，气血就会受阻，肩胛到颈侧的这一段自然就会因为气血不足出现肌肉僵硬等症状。恰如《黄帝内经》中说："是动则病，嗌痛，颔肿，不可以顾，肩似拔，臑似折。"外界邪气对小肠经的影响一般以寒湿为主，邪气郁闭在经脉导致气血不畅，身体会出现咽喉肿痛等情况，肩颈部也会变僵硬，活动受到限制。

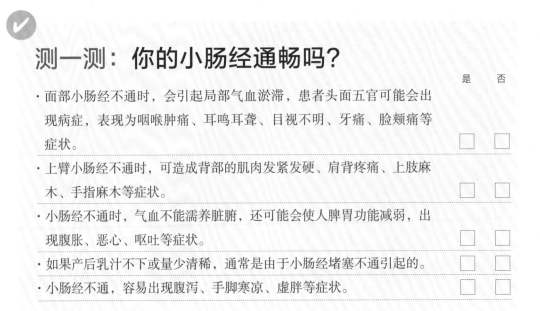

测一测：你的小肠经通畅吗？

	是	否
·面部小肠经不通时，会引起局部气血淤滞，患者头面五官可能会出现病症，表现为咽喉肿痛、耳鸣耳聋、目视不明、牙痛、脸颊痛等症状。	☐	☐
·上臂小肠经不通时，可造成背部的肌肉发紧发硬、肩背疼痛、上肢麻木、手指麻木等症状。	☐	☐
·小肠经不通时，气血不能濡养脏腑，还可能会使人脾胃功能减弱，出现腹胀、恶心、呕吐等症状。	☐	☐
·如果产后乳汁不下或量少清稀，通常是由于小肠经堵塞不通引起的。	☐	☐
·小肠经不通，容易出现腹泻、手脚寒凉、虚胖等症状。	☐	☐

小肠可分清别浊

清，是指人体能够用来滋养脏腑的精微物质。浊，是指不需要的浊气、糟粕。分清，就是将饮食物中的精华部分，包括饮食物化生的津液和精微进行吸收，再通过脾之升清散精的作用，上输心肺，输布全身，供给营养。别浊，则体现为两个方面：其一，是将饮食物的残渣糟粕，通过阑门传送到大肠，形成粪便，经肛门排出体外；其二，是将剩余的水分经肾脏气化作用渗入膀胱，形成尿液，经尿道排出体外。

膀胱与肾相表里，俱主水，水入小肠，下于胞，行于阴，为溲便。小肠分清别浊的功能正常，则水液和糟粕各走其道，而二便正常；若小肠功能失调，清浊不分，水液归于糟粕，即可出现水谷混杂、便溏泄泻等。因小肠主液，故小肠分清别浊功能失常不仅影响大便，也会影响小便，表现为小便短少。

看一看，疏通小肠经的好处

循着小肠经按揉可以疏通经气，放松上肢肌肉，缓解身体疲劳，使身体得到放松。

对肩、肘、腕关节两侧小肠经的穴位进行点按，可以对关节屈伸不利和周围软组织疾病起到辅助治疗的作用。

按摩小肠经可改善消化吸收功能，缓解便秘、腹胀、腹泻等症状。

有的人经常胸闷，还有些人脾气很急，老是心烦气躁，动辄与人吵架，这些都可以通过按摩小肠经进行疏解。

小肠经的疏通方法

　　小肠经堵塞会影响人体对精微物质的吸收，导致人体抵抗力下降、体质变弱。保持小肠经通畅，可以调理慢性肠炎、疝气等问题。未时（13:00—15:00）小肠经当令，小肠经最旺，是保养小肠经的最佳时段。在此时段可以选择拔罐、捏揉小肠经上的穴位来疏通小肠经。

疏通时间
未时（13:00—15:00）

疏通方法
局部拔罐，
每次 10 分钟

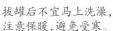
拔罐后不宜马上洗澡，
注意保暖，避免受寒。

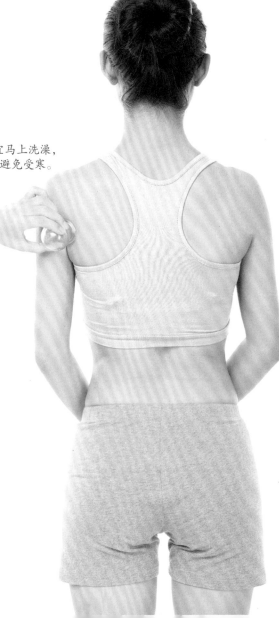

　　局部拔罐： 肩膀边的小肠经堵塞会导致整个手臂发麻、疼痛，可用拔罐的方法缓解不适。取一只口径大一点的拔罐器放在疼痛处，让罐体吸附于上面，留罐 10 分钟。取掉罐后，肩膀疼痛可得到有效缓解。多拔几次，疼痛就会消失。

疏通时间
未时（13:00—15:00）

疏通方法
循经局部揉捏，
每次 8~10 分钟

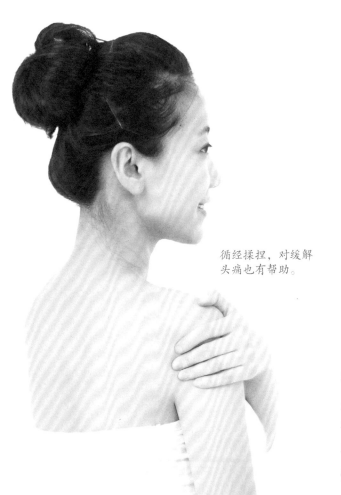

循经揉捏，对缓解
头痛也有帮助。

循经局部揉捏： 取端坐位，手臂弯曲放于胸前，掌心向胸，另一手用捏法沿小肠经循行的手臂外侧后缘进行往返操作，双手交替进行，每次操作 8~10 分钟。在操作过程中，对疼痛不适的部位可加强操作力度，以稍感疼痛而能忍受为佳，并可适当延长操作时间。肩背部自己不方便操作时，可请他人帮忙或用按摩锤进行捶打。

足太阳膀胱经

足太阳膀胱经在内眼角与手太阳小肠经衔接，联系的器官有目、耳、脑等，属膀胱，络肾，在足小趾与足少阴肾经相接。

膀胱经的循行路线

膀胱经起于内眼角的睛明穴，上行于巅部，交会于头顶。由头顶分出两条：一条支脉从头顶到耳上角；一条主干从头顶入内络于脑，复出项部，分开下行。

背部另一支脉从肩胛内侧分别下行，通过肩胛经过髋关节部，沿大腿外侧后边下行，会合于腘窝中（委中穴），由此向下通过腓肠肌部，出外踝后方，沿第5跖骨粗隆到小趾的外侧，下接足少阴肾经。

膀胱经小评

　　膀胱经从头走到足，是人体中穴位较多的一条经络，也是沟通全身的通道。不论是眼部疾病，还是腿部疾病，或是后背脊椎问题，都可以通过刺激膀胱经上的穴位来解决。

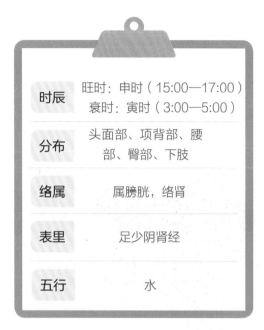

时辰	旺时：申时（15:00—17:00） 衰时：寅时（3:00—5:00）
分布	头面部、项背部、腰部、臀部、下肢
络属	属膀胱，络肾
表里	足少阴肾经
五行	水

膀胱经速记口诀

本条经一侧穴位67个，左右共134个。首穴为睛明穴，末穴为至阴穴。

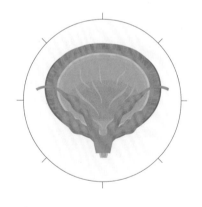

命名由来

膀胱经对应的脏腑器官为膀胱，由此命名为膀胱经。

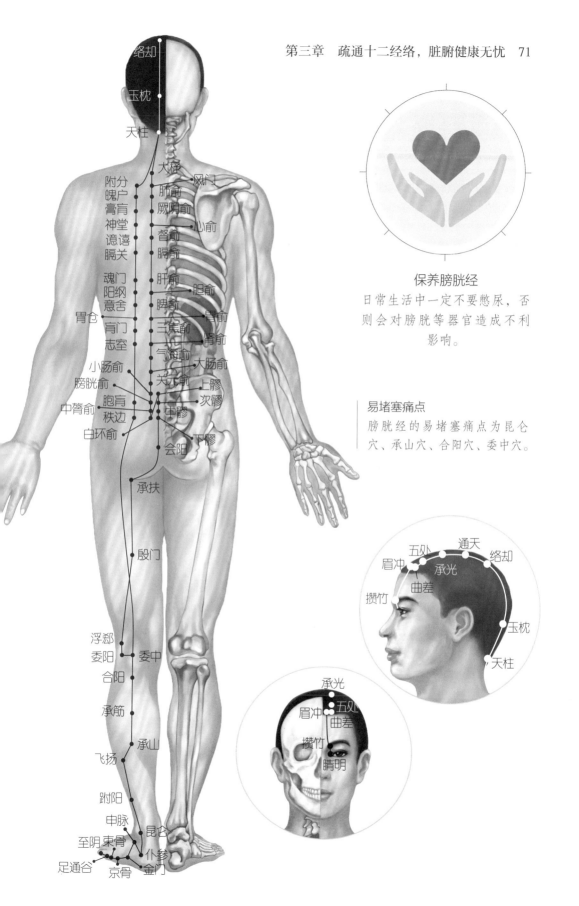

络却
玉枕
天柱
大杼
附分 风门
魄户 肺俞
膏肓 厥阴俞
神堂 心俞
谚谚 督俞
膈关 膈俞
魂门 肝俞
阳纲 胆俞
意舍 脾俞
胃仓 胃俞
肓门 三焦俞
志室 肾俞
气海俞
小肠俞 大肠俞
膀胱俞 关元俞
中膂俞 上髎
胞肓 次髎
秩边 中髎
白环俞 下髎
会阳
承扶
殷门
浮郄
委阳 委中
合阳
承筋
承山
飞扬
跗阳
申脉
至阴 束骨 昆仑
仆参
足通谷 京骨 金门

保养膀胱经

日常生活中一定不要憋尿，否则会对膀胱等器官造成不利影响。

易堵塞痛点

膀胱经的易堵塞痛点为昆仑穴、承山穴、合阳穴、委中穴。

五处 通天
眉冲 承光 络却
曲差
攒竹 玉枕
天柱

承光
眉冲 五处
曲差
攒竹
睛明

疏通膀胱经，排毒畅通无阻

　　膀胱经循行通过头、背、腰、臀、下肢、足等各部，几乎贯通全身，是一条非常长的经脉，也是人体很大的排毒通道。古人把膀胱经比喻成"身体的藩篱"，说它是抵御外界风寒的一道天然屏障。如果此条经络通畅，外寒就难以侵入，内毒又能及时排出，身体就不会有严重的疾病。

卫外御邪，祛寒解表

　　《黄帝内经》中说："阳因而上，卫外者也。"意思是说，阳气的功能之一是主上主外，卫护肌表，抗御外邪。膀胱经为六经之长，主一身之表，循行于腰背之表，统摄阳分，可通达阳气于皮肤腠理，具有抗御病邪侵袭的功能，其穴可卫外御邪，祛寒解表，常用于预防和治疗风寒邪气所致的感冒，常用穴有大杼穴、风门穴、肺俞穴等。

测一测：你的膀胱经是否通畅？

	是	否
·膀胱经发生异常，会出现头痛、头重、眼睛疲劳、流鼻血、鼻塞等症状。	☐	☐
·膀胱经不通的主要表现为恶风怕冷，颈项不舒，尿频、尿多、尿黄，小便不通。	☐	☐
·膀胱经不通会影响身体代谢，以致水分在体内潴留而出现水肿症状。	☐	☐
·膀胱经不通还会影响其他经络，出现胸部闷胀、消化异常、食欲下降等症状。	☐	☐
·颈部、肩部、背部、腰部、臀部的肌肉经常产生痛感。	☐	☐
·若膀胱经堵塞，则会出现膝关节无力、腰酸背痛的情况。	☐	☐

疏通膀胱经祛湿气

千寒易去，一湿难除。湿为中医"六淫"致病因素之一，易伤阳气，具有重浊、黏滞等特点，故难以除去。膀胱经是人体的排毒通道，贯穿我们整个身体，掌控着人体多个脏器的排毒功能。膀胱经通畅，能排毒散瘀、驱寒散热，促进气血运行，气行则湿祛，血行则瘀散，郁通则热消。

看一看，疏通膀胱经的好处

膀胱经主管排尿和排汗这两个排毒通道。保持膀胱经畅通，可帮助人体将多余的水分和毒素排出体外。

疏通膀胱经可以辅助治疗呼吸道方面的疾病，对长时间的咳嗽、咳痰、喘憋、慢性支气管炎、阻塞性肺气肿等疾病都有一定的帮助。

疏通膀胱经可以缓解五官方面的疾病。对于鼻窍不通、视力下降等有很好的调理作用。

疏通膀胱经可以改善肩部酸痛，预防肩周炎，缓解背部肌肉的疼痛感，通畅气血，提高人体免疫力。

膀胱经的疏通方法

膀胱经在十二经络中的主要作用是生发人体的阳气。也就是说，人有没有精神，气力是不是充足，很大程度上都取决于膀胱经是不是通畅。

寒湿之邪容易导致膀胱经不通

冬季寒邪较盛，多晒晒背可使膀胱经气血充盈，增强机体抗病能力。平时还要注意做好膀胱经的保暖，夏季开空调、风扇不能光膀子直吹背部，冬季背部要做好保暖，孩子、老年人和体弱者可以套件棉背心。此外，久坐也容易导致膀胱经堵塞，出现腰部沉重、冷痛等症状。

申时膀胱经气血旺

申时（15:00—17:00）膀胱经当令，膀胱经气血最旺。膀胱负责贮藏水液和津液，将水液的代谢废物排出体外，使津液循环在体内，此时段宜适量饮水。

局部刺激通经络

膀胱经通畅，外寒就很难入侵到体内，内毒也能及时地排出体外。刺激膀胱经可以用艾灸法、捏脊法、刮痧法、拔罐法、敲臀法；还可用掌根从颈椎一直揉到尾骨，肉太厚的话也可用肘来揉。膀胱经在腿上的部分也很重要，同样可以艾灸、刮痧、拔罐、点揉、敲打，只要能够充分刺激它就可以。

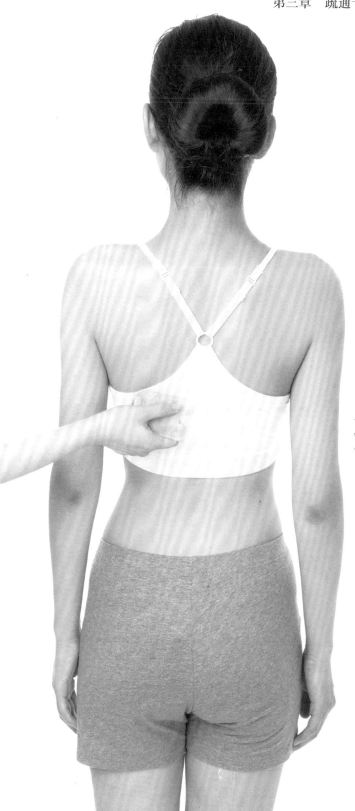

疏通时间
申时（15:00—17:00）

疏通方法
循经局部刮痧，
15~20 遍

刮痧后，不要立即洗澡、吹冷风，也不能吃太凉的东西，要注意保暖。

循经局部刮痧：刮痧主要刮背部的膀胱经，这里也是肌肉较厚实的部位，刮痧前可先在背上抹一层刮痧油，然后沿膀胱经，用刮痧板从上到下反复刮，刮 15~20 遍。

疏通时间
中时（15:00—17:00）

疏通方法
按压委中穴，
20~40 次

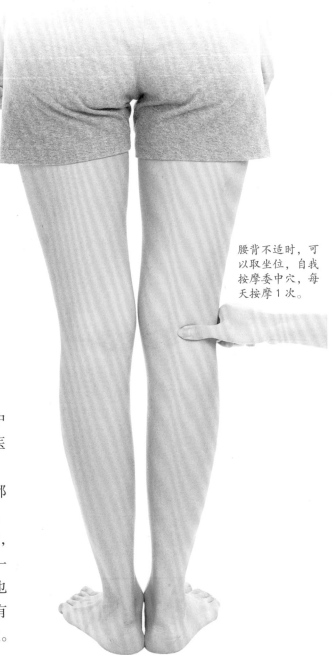

腰背不适时，可以取坐位，自我按摩委中穴，每天按摩 1 次。

按压委中穴通经络：委中穴是膀胱经易堵塞穴位，中医有句口诀叫"腰背委中求"，即凡是腰部、背部的问题，都可以通过刺激委中穴来解决。用两手拇指端按压两侧委中穴，力度以稍感酸痛为宜，一压一松为 1 次，连做 20~40 次。也可以将两手握空拳，用拳背有节奏地叩击该穴，连做 20~40 次。

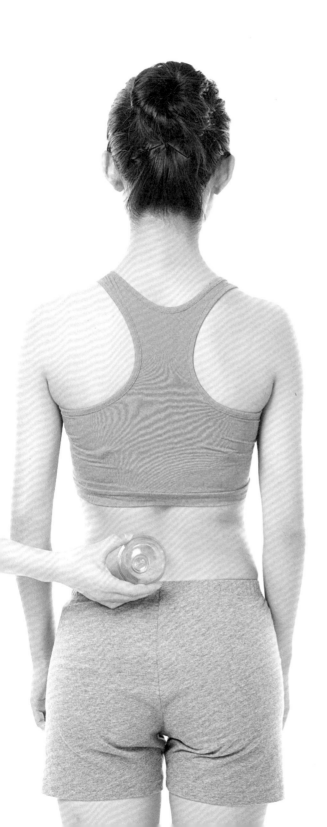

疏通时间
申时（15:00—17:00）

疏通方法
局部拔罐，
10~20 分钟

在背部拔罐时，宜采取俯卧位，这样更方便操作。

拔背部膀胱经腧穴： 在背部的膀胱经腧穴进行拔罐，留罐 10~15 分钟。也可沿背部膀胱经循行路线进行走罐，效果都较理想，能够使机体气血畅通，促进全身血液循环，增强膀胱经的排毒能力，对缓解背部疼痛有较好的效果。

足少阴肾经

足少阴肾经与足太阳膀胱经相表里。肾经气血旺盛、经络通畅，人的健康状况自然良好。与足少阴肾经相联系的脏腑和器官为肝、肺、心、舌和喉咙等。

肾经的循行路线

肾经起于足小趾之下，斜向足心（涌泉穴），出于舟骨粗隆下，沿内踝后，进入足跟，再向上行于腿肚内侧，出腘窝的内侧，向上行经股内后缘，通向脊柱（长强穴，属督脉），属于肾脏，联络膀胱。根据足少阴肾经的循行路线，按摩顺序应从涌泉穴向俞府穴的方向按摩。

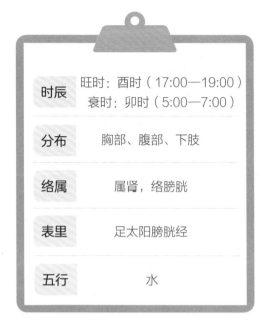

时辰	旺时：酉时（17:00—19:00） 衰时：卯时（5:00—7:00）
分布	胸部、腹部、下肢
络属	属肾，络膀胱
表里	足太阳膀胱经
五行	水

肾经速记口诀

肾经一侧穴位 27 个，左右共 54 个；其中下肢单侧 10 个，左右共 20 个；胸腹单侧 17 个，左右共 34 个；首穴为涌泉穴，末穴为俞府穴。

肾经小评

肾经是与人体脏腑联系较多的经脉，被视为人体生命活动的"健康线"。

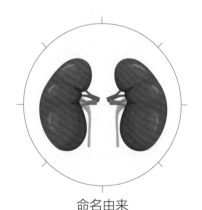

命名由来

肾经对应的脏腑器官为肾，由此命名为肾经。

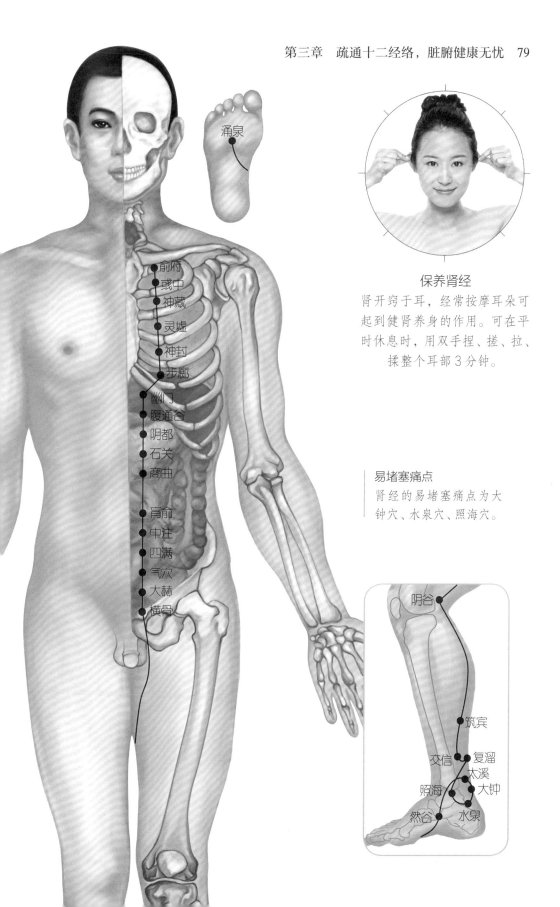

涌泉

俞府
彧中
神藏
灵墟
神封
步廊
幽门
腹通谷
阴都
石关
商曲
肓俞
中注
四满
气穴
大赫
横骨

保养肾经

肾开窍于耳，经常按摩耳朵可起到健肾养身的作用。可在平时休息时，用双手捏、搓、拉、揉整个耳部 3 分钟。

易堵塞痛点

肾经的易堵塞痛点为大钟穴、水泉穴、照海穴。

阴谷

筑宾

交信 复溜
太溪
照海 大钟
然谷 水泉

疏通肾经，延缓衰老

中医认为，人体的衰老与肾关系紧密，而肾气虚衰则与肾经有十分密切的联系。如果肾经不通，就会出现肾虚以及其他问题。疏通肾经可以保持肾气充足，延缓身体衰老。

肾主生髓长骨

中医认为"肾主骨"，骨的强弱与肾之精气的盛衰有着极大联系。肾精充足，骨髓生化有源，骨骼得以滋养，便会强健有力，骨质坚韧，活动自如；肾精亏虚，骨髓生化无源，骨骼失养，便会痿弱无力，影响骨骼发育。

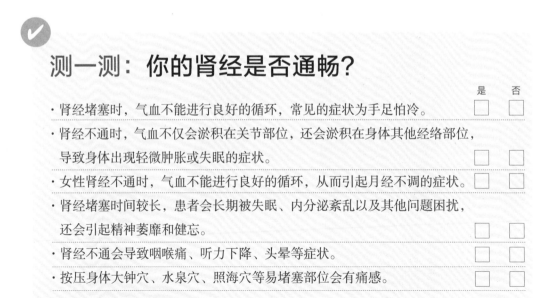

测一测：你的肾经是否通畅？

	是	否
·肾经堵塞时，气血不能进行良好的循环，常见的症状为手足怕冷。	☐	☐
·肾经不通时，气血不仅会淤积在关节部位，还会淤积在身体其他经络部位，导致身体出现轻微肿胀或失眠的症状。	☐	☐
·女性肾经不通时，气血不能进行良好的循环，从而引起月经不调的症状。	☐	☐
·肾经堵塞时间较长，患者会长期被失眠、内分泌紊乱以及其他问题困扰，还会引起精神萎靡和健忘。	☐	☐
·肾经不通会导致咽喉痛、听力下降、头晕等症状。	☐	☐
·按压身体大钟穴、水泉穴、照海穴等易堵塞部位会有痛感。	☐	☐

疏通肾经防衰老

肾脏重要的功能是"藏精"，既藏先天之精，也藏后天之精。先天之精即禀受于父母以构成脏腑组织的初始生命物质，与人的生育有关，故民间常把性功能障碍归于"肾虚"；后天之精由脾胃运化而成的水谷精微藏于肾脏中，主人体的生长发育。

精气是促进人体生命活动的基本物质，而肾经是肾的"主管之地"，其气血运行的顺畅与否直接关系到肾的功能，并间接影响其他脏腑的阴阳平衡。所以，经常刺激肾经，有助于经络的气血通畅，从而滋肾补肾，还能帮助肾脏排出毒素，减轻肾脏负担，延缓衰老。

看一看，疏通肾经的好处

疏通肾经，可以调养气血，改善气血不足的问题。

疏通肾经可以补肾强肾，增强肾功能，缓解男性阳痿、早泄等症状，也能帮助女性调理月经。

肾主骨，生髓。经常刺激肾经，可起到强壮腰脊、固精益肾的作用。

疏通肾经可以激发肾经的经气，使人精神饱满，改善易疲劳、身体虚弱等症状。

肾经的疏通方法

酉时（17:00—19:00）肾经当令，气血最旺。肾经是协调人体阴阳能量的经脉，也是维持体内水液平衡的主要经络，人体经过申时（15:00—17:00）泻火排毒，肾在酉时进入贮藏精华的阶段。肾经保持通畅的状态，肾气才会充足，身体各方面的功能才能达到较好状态。

疏通时间
酉时（17:00—19:00）

疏通方法
按揉，每穴 1~3 分钟；
艾灸，每次 10~15 分钟

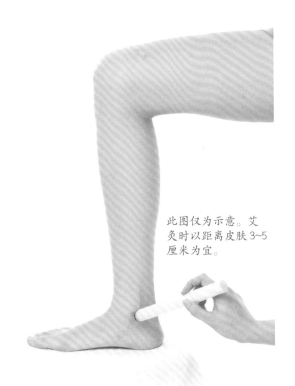

此图仅为示意。艾灸时以距离皮肤 3~5 厘米为宜。

刺激重点穴位：涌泉穴、照海穴和太溪穴是肾经的重点保健穴位。在日常保健中，可通过按揉或艾灸等方式对这些穴位进行刺激。按揉时，每穴 1~3 分钟，以有酸胀感为宜；采用艾灸治疗时，可以在穴位处悬灸 10~15 分钟，在施灸时要特别注意防止烫伤皮肤。

疏通时间

酉时（17:00—19:00）

疏通方法

循经拍打，

每侧 5~10 分钟

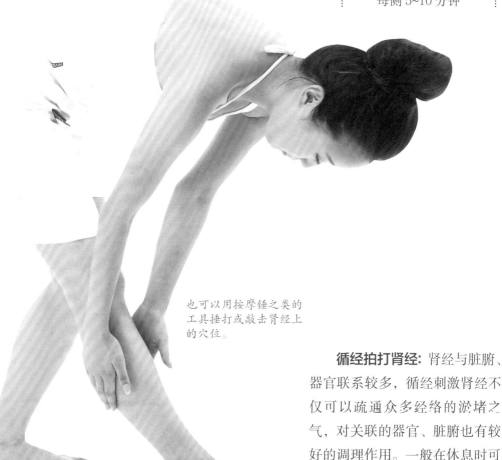

也可以用按摩锤之类的工具捶打或敲击肾经上的穴位。

循经拍打肾经： 肾经与脏腑、器官联系较多，循经刺激肾经不仅可以疏通众多经络的淤堵之气，对关联的器官、脏腑也有较好的调理作用。一般在休息时可保养肾经，用手掌对肾经循行路线上的穴位进行拍打刺激，每侧拍打 5~10 分钟即可。

手厥阴心包经

手厥阴心包经，其部位接近心、肺，是人体宗气的发源地，能助心、肺传输气血，协调阴阳，使精神愉快，并且具有保护心脏的作用。主治心、胸等循环系统病症。

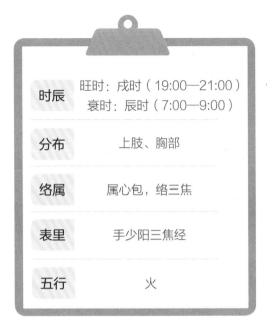

时辰	旺时：戌时（19:00—21:00） 衰时：辰时（7:00—9:00）
分布	上肢、胸部
络属	属心包，络三焦
表里	手少阳三焦经
五行	火

心包经速记口诀
心包经一侧穴位9个，左右共18个；上肢一侧8个，左右共16个；胸部一侧1个，左右共2个；首穴为天池穴，末穴为中冲穴。

心包经循行路线

心包经起于胸中，出属心包络，向下通过横膈，从胸到腹依次联络上、中、下三焦；胸部支脉沿着胸中至腋下3寸处（天池穴），上行抵腋窝中，沿着上臂内侧，行走于手太阴脉和手少阴脉之间，进入肘窝中，向下行于前臂两筋的中间，进入掌中，沿着中指到指端（中冲穴）；掌中支脉从掌心分出，沿无名指到指端（关冲穴），与手少阳三焦经相接。

心包经小评
中医所说的"心包"，就是心脏外面的一层膜，它包裹并护卫着心脏，好像君主的"内臣"，是护卫心主的"大将军"。此经络能反应心脏的早期病理变化。

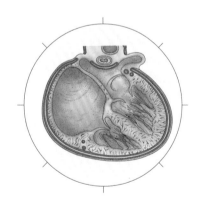

命名由来
心包经对应的脏腑组织为心包络，由此命名为心包经。

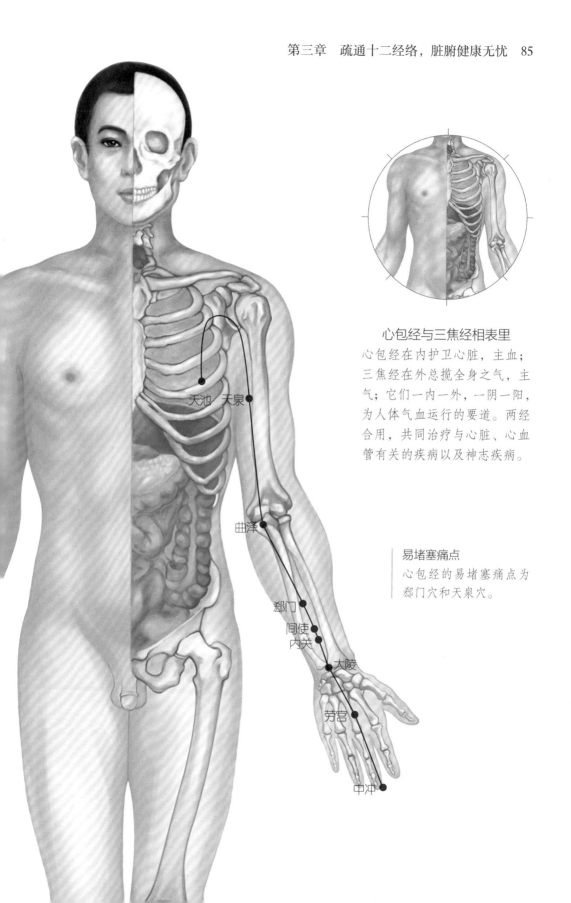

天池　天泉

曲泽

郄门

间使

内关

大陵

劳宫

中冲

心包经与三焦经相表里

心包经在内护卫心脏，主血；三焦经在外总揽全身之气，主气；它们一内一外，一阴一阳，为人体气血运行的要道。两经合用，共同治疗与心脏、心血管有关的疾病以及神志疾病。

易堵塞痛点

心包经的易堵塞痛点为郄门穴和天泉穴。

疏通心包经，远离坏情绪

中医认为，"心不受邪，心包代之"。由此可见，心包经是守护心脏的"卫兵"。从这个角度而言，心包经通畅是心脏健康的基础之一。另外，中医还认为"心在志为喜"。心包经通畅，情绪才能愉悦良好。因此，疏通心包经，有助于我们远离坏情绪。

疏通心包经，祛郁火

心五行属火，清代唐宗海所著《血证论》中说："心为火脏，烛照万物。"如果心包经堵塞，内心的气机得不到疏泄，郁火、郁气就会聚集在胸口。常见的症状有心烦、脾气急躁等。疏通心包经，具有排湿毒、清心火、安心神的作用，短时间强刺激心包经上的穴位，有助于放松心情，释放压力。

测一测：你的心包经畅通吗？

	是	否
· 心包经不通的人常会失眠多梦，并且容易醒。	☐	☐
· 心包经堵塞，四肢经常出现酸、麻、胀、痛的感觉。	☐	☐
· 心包经不通，人就容易忧愁、抑郁。	☐	☐
· 心包经淤堵时可能会出现胸闷、心跳加速，心脏部位或者是经络循行部位疼痛。	☐	☐
· 按压天池穴、天泉穴有痛感。	☐	☐

人体的保命经，守护神

《黄帝内经》中说："心者，君主之官也，神明出焉。"这句话一语点明心脏在五脏六腑之中的统摄地位。"心主血脉"，心脏不停地搏动，推动血液在全身脉管中循环周流。血液负责将运载的营养物质输送至五脏六腑、四肢百骸、肌肉皮毛，给身体各个组织器官补充养分，以维持人体正常的生理活动。

正如前文所言，心包经通畅是心脏健康的基础。一旦心包经堵塞，气血不畅，心脏功能就会退化，人体血液循环就会受到影响，各个组织器官也会因缺乏养分而功能减退，甚至衰竭。心包经在某种意义上可称之为人体的"保命经"。

而且，中医认为"心主神明"，即人的意志、喜怒、忧思、惊恐均由心所主宰，正如《黄帝内经》所说："心者，五脏六腑之大主也，精神之所舍也。"所以说，心包经也是人精神健康的"守护神"。

看一看，疏通心包经的好处

心主神明，可以控制人的心理变化。若心包经堵塞，人就容易压抑、抑郁、忧虑，如果经常刺激心包经，就可以有效排解压抑情绪，让心情愉悦。

经常按摩心包经，可有效消除心脏外部的心包积液，解除心脏所受的压迫，使心脏的功能得到正常发挥，从而预防心梗、心血管等相关疾病发生。

多按揉心包经可使心神安定，缓解压力，从而改善失眠问题，提高睡眠质量。

因曲泽穴、间使穴、内关穴等心包经上的穴位都与胃有关联，因此按摩心包经也能促进胃肠的消化。可在晚饭后按摩心包经以促进食物消化。

心包经的疏通方法

　　心包经在子午流注中的当令时间为戌时（19:00—21:00），这是心包经最旺盛的时间段，也是清除心脏周围外邪能力最强的时候，我们利用这个时间段保养心包经，可起到事半功倍的效果。

疏通时间
临睡前

疏通方法
静坐，每次 30 分钟

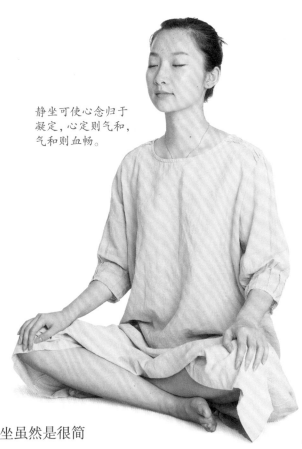

静坐可使心念归于凝定，心定则气和，气和则血畅。

　　大道至简，以静制动：静坐虽然是很简单的一种养生方式，但却是修养身心的重要方式。可以选择在睡前盘坐于床上或沙发上，面朝前，眼微闭，两手心向下，将手放到腿上或者是膝盖上。全身放松，去掉杂念，慢慢进入忘我、无为的状态。这时候会感觉没有压力和烦恼，并感到舒适和轻松。睡前静坐 30 分钟，有助于保养心包经。

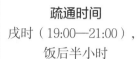

疏通时间
戌时（19:00—21:00），
饭后半小时

疏通方法
循经局部拍打，
每次 10 分钟

经常拍打心包经有
宽胸散结、宁心止
悸的作用。

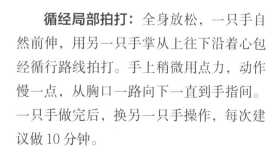

循经局部拍打： 全身放松，一只手自
然前伸，用另一只手掌从上往下沿着心包
经循行路线拍打。手上稍微用点力，动作
慢一点，从胸口一路向下一直到手指间。
一只手做完后，换另一只手操作，每次建
议做 10 分钟。

手少阳三焦经

手少阳三焦经，是贯穿五脏六腑的经络。上焦负责心、肺，中焦负责脾、胃等，下焦负责肾、膀胱、大肠等。三焦经主要是负责五脏六腑的水液运输，它内通五脏六腑，外联四肢、皮下脂肪，互相协调，互相促进，共同组成一个水道网，帮助人体代谢水液。

三焦经的循行路线

三焦经起于无名指末端（关冲穴），向上行于小指与无名指之间，沿着手背，出于前臂外侧桡骨和尺骨之间，向上通过肘尖，沿上臂外侧，上达肩部，交出足少阳经的后面，向上进入缺盆部；一条分支从胸中部位分出，向上浅出于锁骨上窝，经颈至耳后，上行出耳上角，然后屈曲向下到达面颊，直至眼眶下部；另一条支脉，从耳后（翳风穴）进入耳中，出行至耳前，在面颊部与前条支脉相交，到达外眼角（丝竹空穴），脉气由此与足少阳胆经相接。

三焦经小评

三焦经直通头面，所以此经出现的症状多表现在头部和面部，这些疾病可以通过刺激三焦经上的穴位来调治。

时辰	旺时：亥时（21:00—23:00） 衰时：巳时（9:00—11:00）
分布	上肢、肩部、颈部和头面部
络属	属三焦，络心包
表里	手厥阴心包经
五行	火

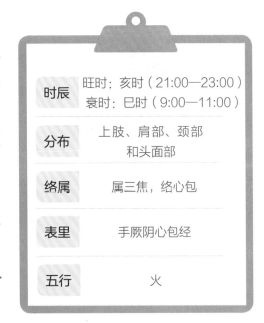

三焦经速记口诀

三焦经一侧穴位23个，左右共46个；上肢一侧13个，左右共26个；肩部、颈部和面部一侧10个，左右共20个；首穴为关冲穴，末穴为丝竹空穴。

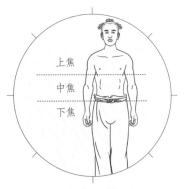

何为三焦

三焦，为六腑之一，是上、中、下三焦的合称。

上焦：心、肺两脏。

中焦：脾、胃等。

下焦：肾、膀胱、小肠、大肠等。

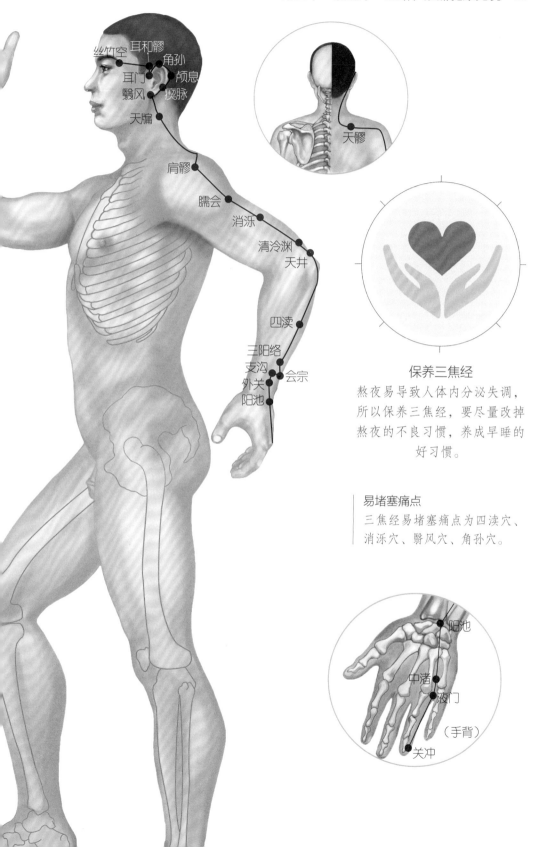

丝竹空
耳和髎
角孙
耳门
颅息
翳风
瘈脉
天牖
肩髎
臑会
消泺
清冷渊
天井
四渎
三阳络
支沟
会宗
外关
阳池

天髎

保养三焦经

熬夜易导致人体内分泌失调，所以保养三焦经，要尽量改掉熬夜的不良习惯，养成早睡的好习惯。

易堵塞痛点

三焦经易堵塞痛点为四渎穴、消泺穴、翳风穴、角孙穴。

阳池
中渚
液门
（手背）
关冲

疏通三焦经，促进人体代谢

　　三焦经是人体健康的"总指挥"，保持三焦经的通畅具有极其重要的意义。三焦主气，它既是人体元气运行的通道，也是体内废物的出口。只有三焦经打通了，三焦的功能强大了，元气才能运行顺畅，废物才能及时排泄出来，人体的新陈代谢才能旺盛。

三焦通行元气

　　元气，为人体最根本的气，是生命活动的原动力。元气根于肾，通过三焦别入十二经脉而达于五脏六腑，故称三焦为"元气之别使"。

　　因为三焦通行元气于全身，是人体之气升降出入的通道，亦是气化的场所，故有主持诸气，总司全身气机和气化的功能。如果元气虚弱，三焦运行不畅或衰退，则元气输布失常，脏腑之气不足，就会导致全身或某些部位的气虚现象。

测一测：你的三焦经畅通吗？

	是	否
· 三焦经不通畅容易产生偏头痛、耳鸣耳聋、咽喉肿痛、眼痛等症状。	☐	☐
· 三焦经堵塞容易导致颈项痛、肩背痛、肘臂痛等症状。	☐	☐
· 三焦经不通，身体会有多汗、燥热、消化不良等症状。	☐	☐
· 按压四渎穴、消泺穴、角孙穴等易堵塞穴位时，会产生痛感。	☐	☐

三焦经不通，老病缠身

三焦理周身之气，是人体五脏六腑的首领。三焦与人体内分泌系统和微循环血管网有密切联系。三焦经不通，是导致各种慢性病的根源。

一些中老年人有多种疾病的表层原因是"病机丛杂，虚实互现，多脏受累"，而根本原因就是"三焦经不通"，三焦经不通畅是中老年人多种常见病、慢性病、久治不愈顽固病的总病根。

上焦不通，会造成经络淤堵，气血凝滞，引发高血压、高脂血、风湿骨病、颈椎病等。中焦不通，会造成腰肌劳损、腰部酸痛、椎间盘突出、老寒腰及便秘等症状。下焦不通，肾功能受阻，会造成男性肾虚、前列腺疾病，女性气虚血亏，引起更年期综合征以及妇科炎症。

看一看，疏通三焦经的好处

三焦是元气运行的通道。元气通过三焦输布到五脏六腑，充沛全身，以激发、推动各个脏腑的功能活动。

三焦经绕着耳朵转了大半圈，对耳部疾患有很好的辅助治疗效果，耳聋、耳鸣、耳痛都可通过刺激本经穴位得到缓解。

三焦经对女性来说是一条非常重要的经络，对更年期的女性尤为重要。三焦经主内分泌失调，心情烦躁、失眠、头痛等都可以通过刺激三焦经来调节。

三焦经顺肩膀而下行到臂后侧，再下行通过肘臂、腕，所以疏通三焦经可缓解肩臂酸痛，对辅助治疗网球肘、腱鞘炎也很有效。

三焦经的疏通方法

亥时（21:00—23:00）三焦经当令，气血最旺。三焦是六腑中最大的腑，为元气、水谷、水液运行之所。亥时是十二时辰中最后一个时辰，是人们安歇睡眠的时候。人如果在亥时睡眠，百脉可得到较好的休养生息，对身体健康十分有益。

疏通时间
亥时（21:00—23:00）

疏通方法
按揉易堵塞痛点，
每穴 2~3 分钟

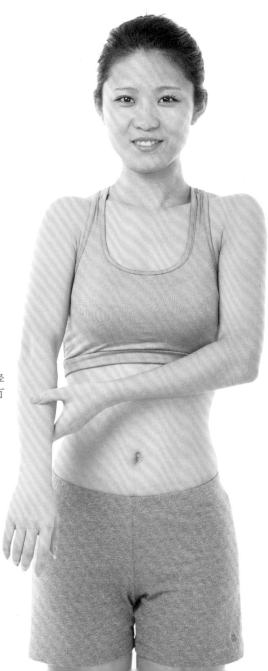

按揉时力度宜由轻到重，以按揉处有酸胀感为度。

按揉易堵塞痛点：四渎穴、消泺穴、翳风穴、角孙穴是三焦经的易堵塞穴位，如有痛感，需要多加疏通。可用拇指按揉双侧四渎穴、消泺穴、翳风穴、角孙穴，在痛处重点按揉疏通。每个穴位按揉 2~3 分钟，每天 2~3 次，一般 3~5 天痛感可消失。

疏通时间
亥时（21:00—23:00）

疏通方法
循经拍打，
每侧 10 分钟

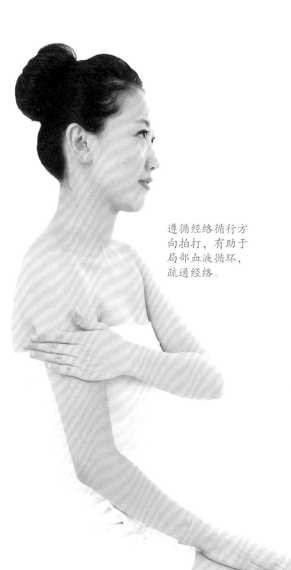

遵循经络循行方向拍打，有助于局部血液循环，疏通经络。

循经拍打三焦经：由于三焦经循行在胳膊的外侧，自我按揉不太方便，可以采用拍打的方式进行刺激。每天晚上睡觉之前，站着或坐着拍打都可以。拍打时从一侧手指指尾一直向上拍，到达肩峰后再向头颈部后外侧拍打。拍打时力度不宜过重，但要达到震动经络的效果。拍打时动作应快慢一致，左右两边侧各拍 10 分钟。

足少阳胆经

足少阳胆经在目外眦与手少阳三焦经衔接，联系的器官有目、耳等，属胆，络肝，在足大趾趾甲后与足厥阴肝经相接。中医有"少阳为枢"的说法，足少阳胆经循行于人体头、身侧面，如同掌管门户开合的转轴，为人体气机升降出入之枢纽，能够调节各脏腑功能。

时辰	旺时：子时（23:00—1:00） 衰时：午时（11:00—13:00）
分布	头部、颈部、胸部、腹部、下肢
络属	属胆，络肝
表里	足厥阴肝经
五行	木

胆经速记口诀

胆经一侧穴位 44 个，左右共 88 个；下肢一侧 16 个，左右共 32 个；头颈、胸腹一侧 28 个，左右共 56 个；首穴为瞳子髎穴，末穴为足窍阴穴。

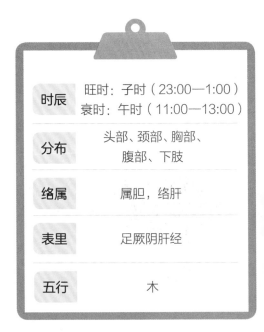

胆经的循行路线

胆经起于目外眦，上行至额角，下行至耳后，沿颈旁，至肩上，经锁骨上窝，直行到腋下，沿胸腹侧面，在髋关节与眼角支脉会合，沿着下肢外侧中线下行，经过外踝前，止于足窍阴穴。

胆经小评

胆经贯穿全身上下，上至头面部，中到肩胸肚腹，下至足部，因此身体很多的问题都能通过刺激胆经来解决，所以胆经是众人喜爱的明星经脉。

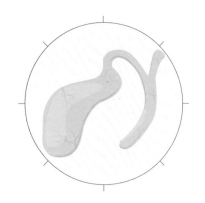

命名由来

本经从外眼角开始，下行到胸中，通过膈肌到达胆囊，与胆相联系，由此命名为胆经。

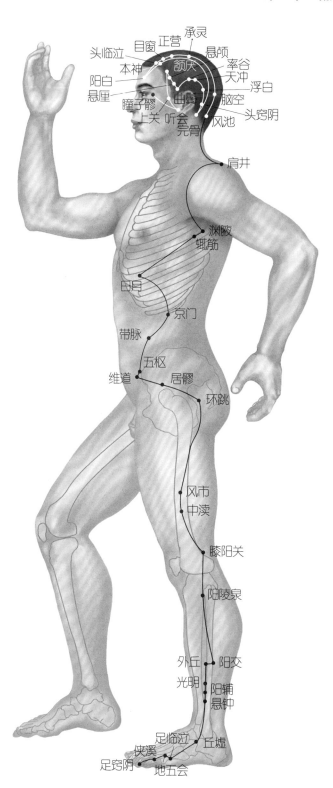

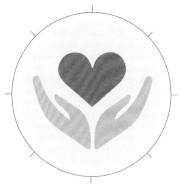

保养胆经

子时胆经当令，这个时间段最好不要吃夜宵或者做剧烈运动，以免影响入睡。

易堵塞痛点

胆经的易堵塞痛点为肩井穴、足临泣穴、悬钟穴、风市穴。

疏通胆经，为其他脏腑提供能量

胆经是人体的一条重要经络，关乎着一个人的健康。如果胆经堵住了，身体的代谢能力就会逐渐衰弱，整个人的健康状况也会受到影响。疏通胆经，可以有效地为其他脏腑提供能量，改善人的健康状况。

胆主决断，火逆冲上

《黄帝内经》说："肝者，将军之官，谋虑出焉。胆者，中正之官，决断出焉。"意思是说肝负责出主意，胆则是负责具体实施，是肝的执行官。肝胆互为表里，正所谓"肝胆相照"。疏通胆经有助于排毒，还能疏解肝脏的郁结，调节情绪，从情志上讲，能够提高人决断的能力。

测一测：你的胆经畅通吗？

	是	否
· 胆经遍布身体重要关节，若气血淤滞，颈部、肩部、髋部等大关节会出现酸乏无力之感。	☐	☐
· 肝胆同源，胆经一旦堵塞，造成肝气不舒，身体就会出现两胁闷胀、口苦咽干等症状。	☐	☐
· 胆经堵塞直接影响身体气机的生发，气机不畅，易出现乳腺疾病。	☐	☐
· 胆经不通易出现烦躁、失眠、口腔溃疡等上火症状。	☐	☐

胆经堵，全身堵

首先，胆为清净之腑，胆之汁主藏，胆之气主泄，故喜通不喜塞。但胆经很娇气，很容易堵塞，尤其遇到外寒时，容易淤滞不通。其次，胆属少阳，少阳为枢，是转动全身气机的门轴和开关，如果胆经出现淤堵，容易导致其他经络不通而诱发疾病。再者，胆经与肝经相表里，又与三焦经相连，一旦胆经运行不通畅，则全身气血都会受到影响。

看一看，疏通胆经的好处

心主神明，胆主决断，胆与心的功能相辅相成，二者都主导着人的精神思维，疏通胆经可以改善人的精神状态。

胆与人的情志相关，疏通胆经可以有效改善心情，疏解肝脏的郁结。

疏通胆经可促进胆汁的分泌，有助于快速分解体内油脂，同时也有利于提高机体对营养物质的吸收利用。

胆经的疏通方法

胆经是人体中的一条重要经脉，从足部一直延伸至头部，涉及部位广泛，一旦出现堵塞现象，就会对全身健康造成影响。

胆主少阳春升之气，五脏六腑的阳气都从胆开始，加上胆经为半表半里之经，能通达人体全身的阴阳之气。所以说，在人体脏腑的生理活动中，胆具有主生发、通阴阳的特殊作用。故而，胆经的通畅与否对人体健康极为重要。

子时胆经气血旺

胆经的气血在子时（23:00—1:00）最旺，这个时候是阴阳转换的时期，阴气最重，阳气刚开始生发。虽然子时是胆经活跃的时段，但此时段入睡是对胆经最好的保养。这时不要熬夜，要及时上床睡觉。人在子时前入睡，晨醒后头脑清醒、气色红润。因此，我们可以选择在胆经的同名经——三焦经当令的亥时（21:00—23:00）对它进行疏通。

局部刺激通经络

疏通胆经可以针对头部和耳朵周围进行按摩，指腹均匀用力按摩耳朵周围，或者是用手指做梳头的动作，可以刺激耳朵和头部的小肌肉群，增加局部的血液循环，起到清利头目的功效。每天都可以用手指梳头，再用指腹按摩耳周，以自己能接受的力度为佳。

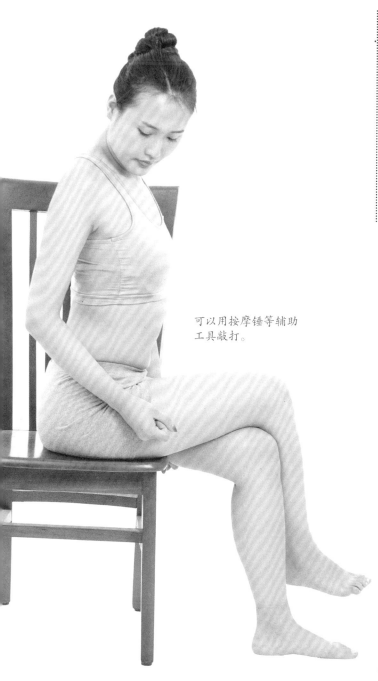

可以用按摩锤等辅助工具敲打。

疏通时间
亥时（21:00—23:00）

疏通方法
循经局部叩击，
每次 5~10 分钟

循经局部叩击：手握空拳，力度由轻到重，并且掌握好节律，叩打腿部外侧胆经 5~10 分钟，一般以出现酸、麻、胀、痛的感觉为佳。对易堵塞穴位要进行多次重复叩打。大腿部肌肉比较丰厚，敲打力度可相对大一点儿。

足厥阴肝经

足厥阴肝经在足大趾趾甲后与足少阳胆经衔接，联系的脏腑、器官有肺、胃等，属肝，络胆，在肺中与手太阴肺经相接。

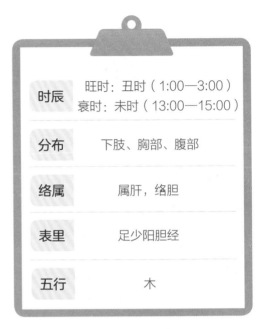

时辰	旺时：丑时（1:00—3:00） 衰时：未时（13:00—15:00）
分布	下肢、胸部、腹部
络属	属肝，络胆
表里	足少阳胆经
五行	木

肝经速记口诀

肝经一侧穴位 14 个，左右共 28 个；下肢一侧 12 个，左右共 24 个；胸腹一侧 2 个，左右共 4 个；首穴为大敦穴，末穴为期门穴。

肝经的循行路线

肝经起于足大趾毫毛部（大敦穴），沿足背内侧向上，经过距离内踝前 1 寸处（中封穴），向上至内踝上 8 寸处，交出于足太阴脾经的后方，上行膝内侧，沿着股部内侧，进入阴毛中，绕过阴部，上达小腹，夹胃两旁，属肝，络胆，向上通过横膈，分布于胁肋，沿喉咙后部，向上进入鼻咽部，连接于目系，向上出于前额，与督脉会合于头顶。

肝经小评

肝和人的情绪密切相关，肝经出现问题，人的情绪就会烦躁、低落，与之相关联的脏器就不能很好地发挥作用，进而影响身体健康。

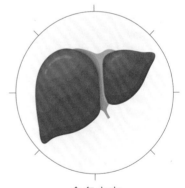

命名由来

肝经循行在人体大腿内侧的中间线上，从大脚趾开始，最后将气血运行到人体肝脏中，由此命名为肝经。

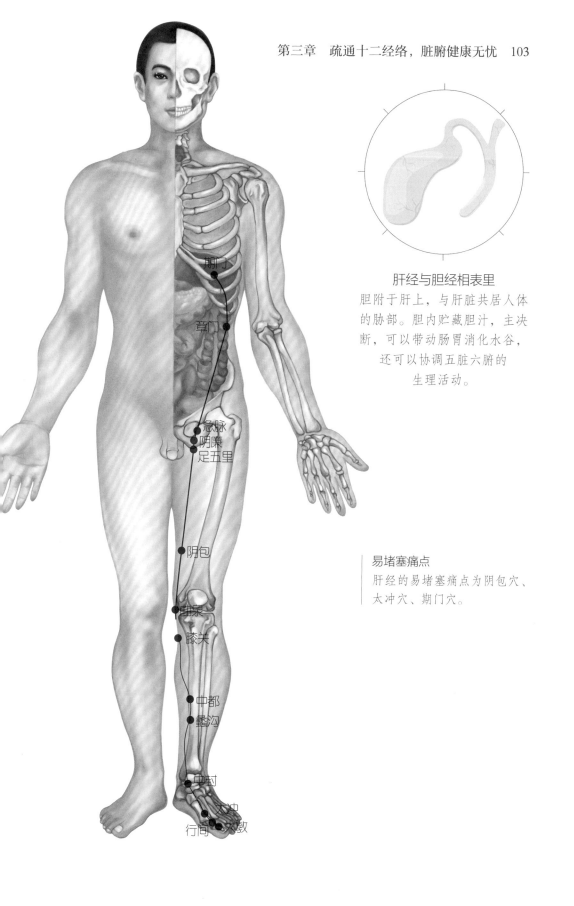

期门

章门

急脉
阴廉
足五里

阴包

曲泉
膝关

中都
蠡沟

中封
太冲
行间 大敦

肝经与胆经相表里
胆附于肝上，与肝脏共居人体
的胁部。胆内贮藏胆汁，主决
断，可以带动肠胃消化水谷，
还可以协调五脏六腑的
生理活动。

| 易堵塞痛点
肝经的易堵塞痛点为阴包穴、
太冲穴、期门穴。

疏通肝经，气血盛精力旺

《黄帝内经》中有言："肝者，罢极之本，魂之居也。"这句话的意思就是说，肝是人体耐力和精神的根本，人能够有精、气、神，都是通过肝脏的运作才能得以体现。所以，一个人如果过度劳累，首先伤到的一定是他的肝脏。

肝主谋虑

《黄帝内经》中说："肝者，将军之官，谋虑出焉。"意思是说，肝在人体中位同于将军，捍卫周身，保护君主（心脏），平叛诸乱（解毒），取有分寸，对人的思维起重要作用。如果一个人肝气不足，在做决断的时候往往会犹豫不决；而如果一个人肝气太盛，遇事时又会操之过急，有失稳重。

测一测：你的肝经畅通吗？

	是	否
·肝经不通畅容易引起便秘、腹胀。	☐	☐
·肝气郁结可导致烦躁易怒、头胀、头痛、面红目赤、抑郁等。	☐	☐
·肝气郁结会影响胆汁的分泌和排泄，影响脾胃功能，出现胁痛、口苦、消化不良等症状。	☐	☐
·肝经不通会使人皮肤粗糙，后背油腻，牙龈出血。	☐	☐
·肝经堵塞也会造成眼睛干涩、视物模糊等症状。	☐	☐
·肝经不通会出现失眠多梦、易醒、难入睡等症状。	☐	☐

肝主疏泻，可调情志

肝主疏泄，是指肝具有疏通血液与津液循环、促进脾胃运化、调畅情志等作用。当人过于愤怒的时候，体内的气机不调畅、不通达，就会引发肝的疾病。《黄帝内经》中说："人或恚怒，气逆上而不下，即伤肝也。"说明怒可以引起肝经气机上逆，气逆则伤肝。肝气上逆，则虚火上浮，上冲脑窍，导致浊阴不降、脑窍失养，出现高血压、头晕、头痛，甚至会出现中风。

所以，要养肝，就要少生气，既要减少生气的次数，又要缩短生气的时间，使自己保持开朗乐观的情绪。

看一看，疏通肝经的好处

肝主藏血，疏通肝经可以使气血循行更加通畅。

从中医理论来讲，男子排精、女子排卵和月经来潮等，均与肝的疏泄功能密切相关，通过疏通肝经，可以调节生殖功能和女性月经周期等，对身体有较多好处。

中医认为"肝开窍于目"，养肝就是养眼。疏通肝经，不仅可养肝，对保护视力也有好处。

疏通肝经有助于调畅情志、缓解焦虑、抑郁、烦躁等情绪。

肝经的疏通方法

中医强调"人卧则血归于肝",卧就是睡觉。晚上不熬夜、睡得好,才能使肝脏得到充分休息,这是养肝非常重要的一点。

肝经具有主血、主筋、主疏泄的功能。肝经功能正常则可以疏肝理气、活血通络,帮助人体将血液中的毒素排出体外,可以说是人体血液的"清道夫",对于护卫人体血液健康,肝经可以说是功不可没的。

丑时肝经气血旺

丑时(1:00—3:00)人体进入熟睡状态是对肝最好的关怀。中医理论认为,"人卧则血归于肝"。如果丑时不能入睡,人体就无法更好地完成自身的休养。因为,当我们进入深度睡眠时,肝脏才能心无旁骛地开始运行气血,到第二天,我们才能精力充沛地开始新的一天。我们可以选择在肝经的同名经——心包经当令的戌时(19:00—21:00)敲打肝经来对它进行疏通。

局部刺激通经络

可以通过刮痧、按摩等方法对肝经上的穴位进行刺激,对于易堵塞的穴位,可以重点疏通。

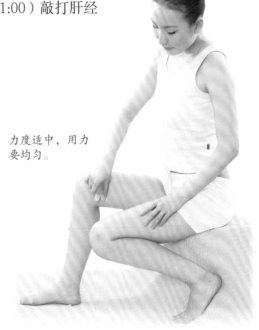

力度适中,用力要均匀。

疏通时间
戌时（19:00—21:00）

疏通方法
刮拭肝俞穴，
20~30 下

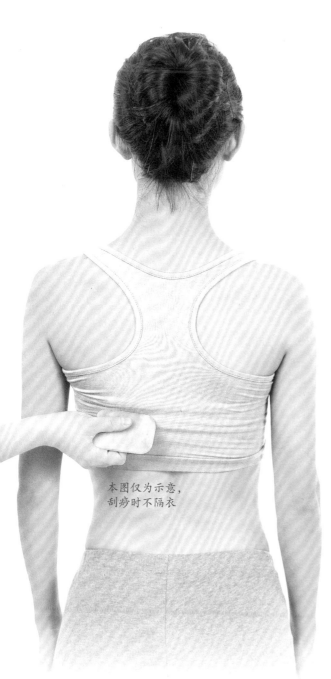

肝俞穴有疏肝利胆、
养血之效，为肝脏
的常用保健穴。

本图仅为示意，
刮痧时不隔衣

刮肝俞穴： 肝俞穴是肝的背俞穴，是养肝不可缺少的穴位。找到背部的肝俞穴，先涂抹刮痧油，再用刮痧板从上往下刮 20~30 下。刮痧不一定用很大的力，一般有病症出痧就快，不宜强制出痧，以免对皮肤造成损伤。

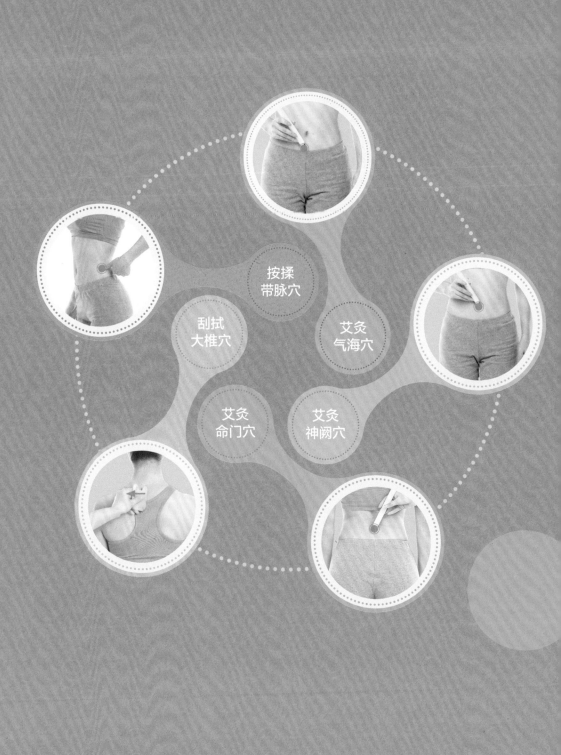

按揉
带脉穴

刮拭
大椎穴

艾灸
气海穴

艾灸
命门穴

艾灸
神阙穴

第四章
打通任、督、带三脉

任脉、督脉、带脉是人体中比较重要的脉络。任脉调节阴经气血，故称"阴脉之海"；督脉调节阳经气血，故称"阳脉之海"；带脉是人体唯一横行的经络，可以约束纵行诸经。打通任、督、带三脉对调节人体阴阳平衡有非常重要的意义。

任脉

任脉起于胞中，其主干行于前正中线，按十四经流注与督脉衔接，交于手太阴肺经。联系的脏腑、器官主要有胞中（包含丹田、下焦、肝、胆、肾、膀胱）、咽喉、唇口、目等。

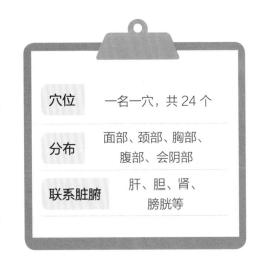

穴位	一名一穴，共24个
分布	面部、颈部、胸部、腹部、会阴部
联系脏腑	肝、胆、肾、膀胱等

任脉速记口诀

任脉一名一穴，共24个；首穴为会阴穴，末穴为承浆穴。

任脉的循行路线

任脉起于小腹内，下出会阴，向上行于阴毛部，沿腹内，向上经过关元等穴，到达咽喉部，再上行环绕口唇，经过面部，进入目眶下。

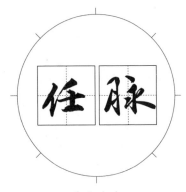

命名由来

任，其本体字为"壬"，本意为背篓，后引申为背负、担任。任脉循行路线的一部分，经过咽喉、下巴、脸颊，颇像一个背篓形状，为了方便记忆，故命名为"壬脉"，即"任脉"。

任脉小评

任脉循行的路线和人体的生殖系统相对应，从会阴出来，沿着腹部和胸部正中线上行，与女子经、带、胎、产等关系密切，是女性一生的"保护神"。

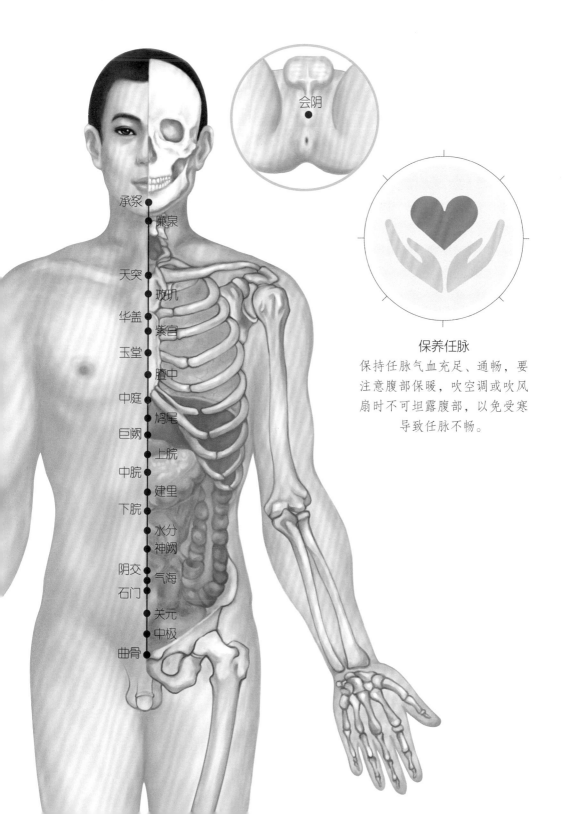

会阴

承浆
廉泉
天突
璇玑
华盖
紫宫
玉堂
膻中
中庭
鸠尾
巨阙
上脘
中脘
建里
下脘
水分
神阙
阴交
气海
石门
关元
中极
曲骨

保养任脉

保持任脉气血充足、通畅，要注意腹部保暖，吹空调或吹风扇时不可坦露腹部，以免受寒导致任脉不畅。

疏通任脉，气色好

任脉循行于腹部正中，腹为阴，故任脉对一身阴经脉气具有总揽、总任的作用。人的面部是任脉的循行之处，因此面色的荣枯与任脉是否通畅有一定关系。

任脉"总任诸阴"

任脉具有调节全身阴经气血的作用，它与全身手、足各条阴经相交会。下肢的三条阴经与任脉交会于中极穴、关元穴处，阴维与任脉交会于天突穴、廉泉穴处。冲脉与任脉交会于阴交穴，足三阴经脉上交于手三阴经脉，因此任脉联系了全身的所有阴经，可总司精血、津液之于一身阴脉，故也有任脉"总任诸阴"的说法。

测一测：你的任脉通畅吗？

	是	否
·任脉不通畅可表现为月经不调、月经量少、小腹坠胀等一系列妇科问题。	☐	☐
·任脉不通畅，会导致男性肝经气滞、睾丸胀痛、疝气等问题。	☐	☐
·任脉不通畅会使任脉虚衰，气血失于濡养，出现头晕目花、腰膝酸软等症状。	☐	☐
·任脉不通畅可表现为舌质淡白，脉搏细弱无力。	☐	☐

任脉主血

任脉主血，总管着女人的生殖功能，对女性的津液、精血有着重要的调节作用。只有任脉正常，才能保证女人月经规律、气血和顺。如果任脉气血不顺，女性就会出现月经量少、消化不良等症状。

看一看，疏通任脉的好处

任脉畅通，可以改善女性大部分的妇科问题，比如月经不调、白带异常、小腹坠胀等。

任脉穿过身体的正面，所以对于治疗胸部疾病也有一定的作用。

任脉通过人体的肠胃，对任脉的穴位进行有针对性地按压，能促进肠胃蠕动，对于调理肠胃疾病有很好的效果。

面部色斑多、有眼袋、皱纹多、小便不利、乳腺炎等问题都可以通过疏通任脉来调理。

任脉的疏通方法

　　任脉总任一身阴经，与全身所有阴经相连，凡精血、津液均为任脉所司，故称为"阴脉之海"。任脉起于胞中，与人体五脏相连。任脉不通，就会导致五脏功能下降。任脉虚衰、血气不足还会影响女子月经和生殖功能。

疏通时间
无特定时间

疏通方法
局部按揉，
每穴 3~5 分钟

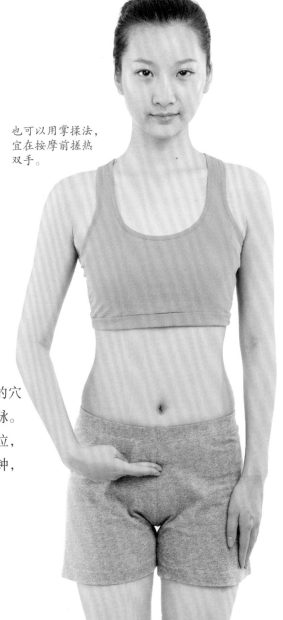

也可以用掌揉法，宜在按摩前搓热双手。

　　局部按揉： 任脉上有几个重要的穴位，对它们进行重点刺激可以保养任脉。选取中脘穴、气海穴、关元穴 3 个穴位，用手指指腹进行按揉，每穴 3~5 分钟，按摩至有微微的麻胀感为宜。

疏通时间
无特定时间

疏通方法
艾灸神阙穴，
每次 10~15 分钟

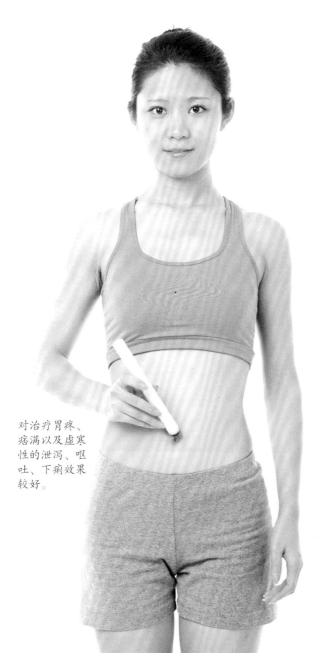

对治疗胃疼、痞满以及虚寒性的泄泻、呕吐、下痢效果较好。

艾灸神阙穴： 神阙穴的位置在肚脐，能够联络人体的上下气血运行，也是任脉上部经脉气血的主要来源之一。艾灸神阙穴有培元固本、回阳救脱、温胃和中等功效。点燃艾条对准神阙穴，距离皮肤 2~3 厘米，以感到温热为宜，固定不动，保持 10~15 分钟。

督脉

督脉主干循行于身后正中线，联系的脏腑、器官主要有胞中、心、脑、喉、目等。督脉循行于人体后背，取其"在背后监督诸阳脉"的意思。

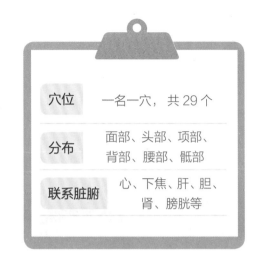

穴位	一名一穴，共29个
分布	面部、头部、项部、背部、腰部、骶部
联系脏腑	心、下焦、肝、胆、肾、膀胱等

督脉速记口诀

督脉一名一穴，共29个；首穴为长强穴，末穴为龈交穴。

督脉的循行路线

督脉起于小腹内，下出于会阴部，向后行于脊柱的内部，上达项后风府穴，进入脑内，行巅顶，沿前额下行至鼻柱。

督脉小评

督脉总管一身的阳气，对于头痛、头晕以及阳虚导致的各种症状都有很好的调治作用。所以，督脉可以说是调节阳经气血的总督。

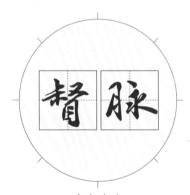

命名由来

"督"，有总督、统帅之意。督脉主要管理人体手、足三阳经的气血，由此命名为督脉。

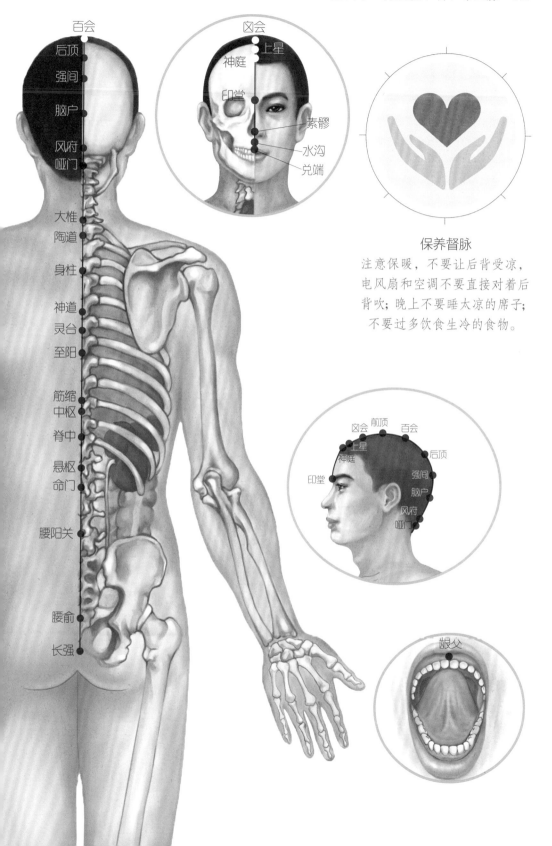

百会
后顶
强间
脑户
风府
哑门
大椎
陶道
身柱
神道
灵台
至阳
筋缩
中枢
脊中
悬枢
命门
腰阳关
腰俞
长强

囟会
上星
神庭
印堂
素髎
水沟
兑端

保养督脉

注意保暖，不要让后背受凉，
电风扇和空调不要直接对着后
背吹；晚上不要睡太凉的席子；
不要过多饮食生冷的食物。

囟会 前顶 百会
上星 后顶
神庭 强间
印堂 脑户
风府
哑门

龈交

疏通督脉，阳气充盈

督脉为阳脉之海，又为一身阳气的统帅。人体各部位阳气的变化均与督脉阳气的变化相关，疏通督脉有助于身体阳气的充盈。

督脉主阳

督脉之主干贯脊而行，上通于脑，总督诸阳之气，络一身之阳气。明代医学家张景岳认为，人之所以通体能温，是由于阳气；人之所以有活力，是由于阳气；五官五脏之所以变化无穷，亦无不由于阳气。可见，督脉所督之阳气对生命活动具有决定意义。

测一测：你的督脉通畅吗？

	是	否
·督脉是通于脑的脉络，如果督脉堵塞，人会出现头晕、头痛、记忆力减退等症状。	☐	☐
·督脉堵塞会导致经络循行部位的疾病反应，表现为项背部疼痛、腰部强直、腰酸、腰胀、腰痛等症状。	☐	☐
·督脉堵塞会导致人体免疫力下降，易出现感冒、失眠、烦躁、胸闷、口干、消化不良、心烦、心悸、手脚冰凉等症状。	☐	☐
·督脉堵塞会造成人体阳气不足，身体会出现明显的怕冷症状。	☐	☐

任督通，百脉通

督脉与任脉一阳一阴，一背一腹，相互衔接，如环无端。任脉主血，为阴脉之海；督脉主气，为阳脉之海。也就是说，任、督二脉分别对十二正经中的手、足六阴经与六阳经起着主导作用。当十二正经气血充盈，就会流溢于任、督二脉；若任、督二脉气机旺盛，同样也会循环作用于十二正经，故中医有"任督二脉若通，则八脉通；八脉通，则百脉通"的说法。

看一看，疏通督脉的好处

适当地刺激督脉，能够起到调节阳经气血的作用。

疏通督脉可缓解阳虚导致的腰膝酸软，以及头部髓海空虚引起的头痛、耳鸣等症状。

督脉沟通全身经络，刺激督脉可以协调诸经，发挥经络沟通内外、运行气血、平衡阴阳、抗御病邪、调整虚实的功效，从而达到养生的目的。

督脉的疏通方法

督脉能否运行通畅，决定了人体阳气的盛衰。如果督脉发生了痹阻，会使人体阳气衰弱、免疫力降低。

疏通时间
无特定时间

疏通方法
局部艾灸，
每穴 10~15 分钟

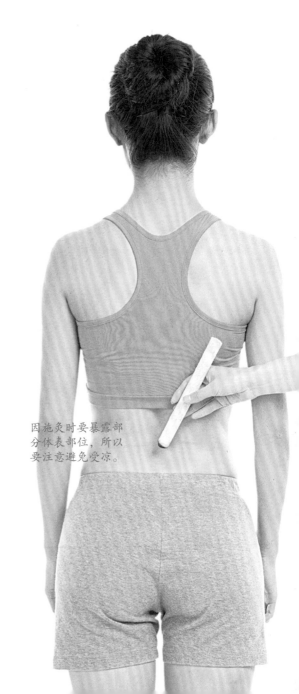

因施灸时要暴露部分体表部位，所以要注意避免受凉。

局部艾灸：督脉上的命门穴、腰阳关穴为重要的养生穴位，用艾条温和灸两穴各 10~15 分钟，以局部有温热感而无灼痛为宜。艾灸这两个穴位对整条督脉有很好的保养作用，还可以提升人体阳气，增强抵抗力。

疏通时间
无特定时间

疏通方法
循经局部刮痧，
每穴 5~8 次

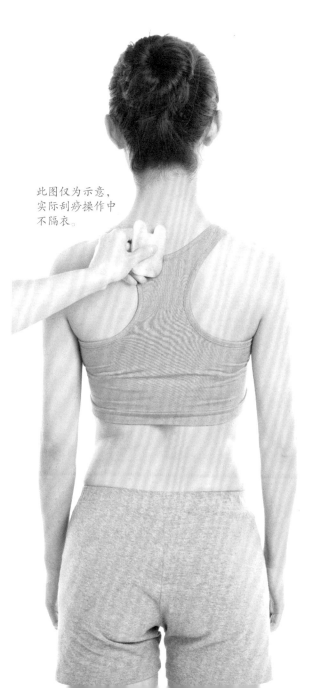

此图仅为示意，
实际刮痧操作中
不隔衣。

循经局部刮痧： 先在背部抹上刮痧油，然后用刮痧板的一角，沿着督脉的循行路线刮拭督脉，板身与皮肤呈 45°，每个穴位刮 5~8 次，直至出痧，不可用力过大，以免伤及脊椎。对督脉进行刮痧有助于祛风散寒、提升阳气，适用于由督脉不通引起的全身或局部的多种病症。

带脉

带脉生于先天，秉赋元精、元气、元神，先于奇经其他七脉而充，先于十二经脉而成，得交通脾、肾蓄其精微而充盛，在整体系统制约下主司人体生、长、壮、老、已的整个生命过程。

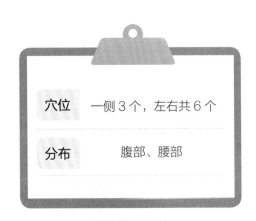

带脉速记口诀

带脉一侧有带脉穴、五枢穴、维道穴3穴，左右共6穴。

穴位	一侧3个，左右共6个
分布	腹部、腰部

带脉的循行路线

带脉循行起于季胁，斜向下行到带脉穴，绕身一周，并于带脉穴处再向前下方沿髋骨上缘斜行到少腹。

带脉小评

带脉围腰一周，状如束带，以约束纵行诸经，调节脉气，使之通畅而不下陷，故有"诸脉皆属于带"的说法。

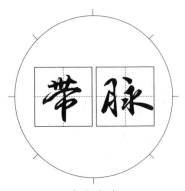

命名由来

人体其他的经脉都是纵向的，这条经脉就好像一条绳子将所有的经脉系在一起，所以称为带脉。

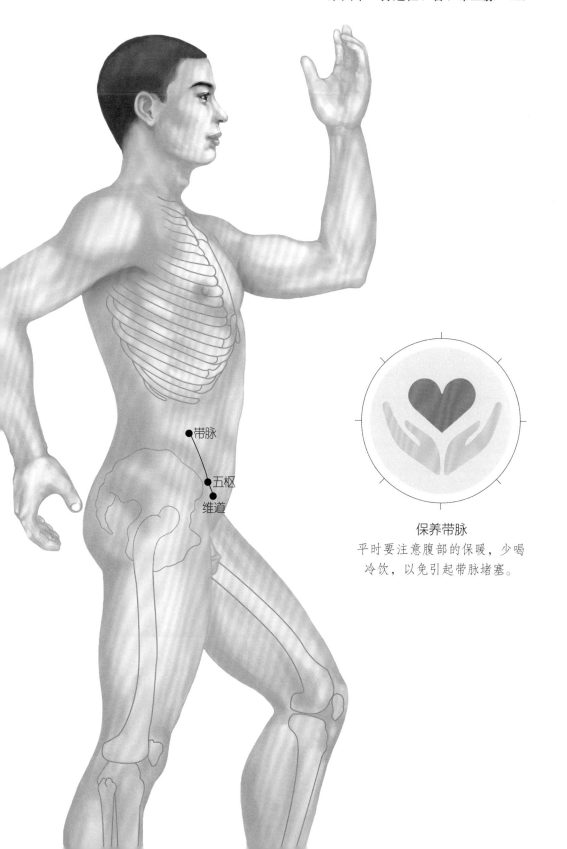

带脉

五枢

维道

保养带脉

平时要注意腹部的保暖，少喝
冷饮，以免引起带脉堵塞。

疏通带脉，改善小腹肥胖

人体其他的经脉都是上下纵向而行，只有带脉横向环绕腰腹一圈，好像把纵向的经脉用一根绳子系住一样，所以带脉一旦堵塞，就会使身体多条经络在腰腹处发生堵塞，小腹及相关部位自然就肥胖了。

带脉为天枢之机

带脉环腰贯脐，居六合，坐镇中宫。腰以上为天属阳，腰以下为地属阴。带脉是使上下通行的经脉，虚者受其充溢，实者得以疏利，使阴阳交泰、气血冲和、升降开阖有序。

测一测：你的带脉通畅吗？

	是	否
·带脉平衡人体上下阴阳，带脉受堵，火往上走，湿往下走，容易导致妇科炎症。	☐	☐
·带脉受堵，使得人体的湿寒、瘀毒排不出去，会导致女性月经颜色变深、发黑。	☐	☐
·带脉堵塞会引起小腹肥胖。	☐	☐
·带脉堵塞会引起腰酸腿痛、腹部坠胀、肾虚、四肢发冷等症状。	☐	☐

带脉约束纵行诸经

带脉的"带"有"束带"之意，主要起约束纵行诸经的作用。十二正经与奇经中的其余七脉均为上下纵行，唯有带脉环腰腹一周，故有总束诸脉，调节脉气，使之通畅的功能。带脉能主一身之强力，因此带脉病则人失力。

看一看，疏通带脉的好处

带脉主司妇女带下

带脉穴主治痛经、月经不调、疝气等，对小腹疼痛、腰胁痛等症也有一定效果。临床上女子胞下垂、带下病、经行失常、滑胎早产、淋浊等常常是带脉亏虚导致。

中医认为，腰部、腹部的赘肉增多，往往是由于带脉堵塞所致，疏通带脉可促进脂肪代谢，减少赘肉的产生，有助于收紧腹部线条。

带脉堵塞时，肠胃蠕动会变得缓慢，疏通带脉可以加强肠胃蠕动，改善便秘、便溏等问题，增强人体的消化吸收功能。

带脉附近就是女性子宫和卵巢，疏通带脉有助于保护这些器官，对月经不调、白带异常等女性疾病有很好的调治作用。

带脉的疏通方法

带脉被称为"人体的长寿腰带"，与肝、胆、脾、胃、肾的关系密切，带脉横系人体中部，总束气机升降，为阴阳交泰之机要。当带脉不通时，肝胆失于疏泄，脾胃升降失调，肾精就不能濡养机体。

疏通时间
无特定时间

疏通方法
循经艾灸，
每穴 5~10 分钟

此图仅为示意，
实际艾灸操作中
不隔衣。

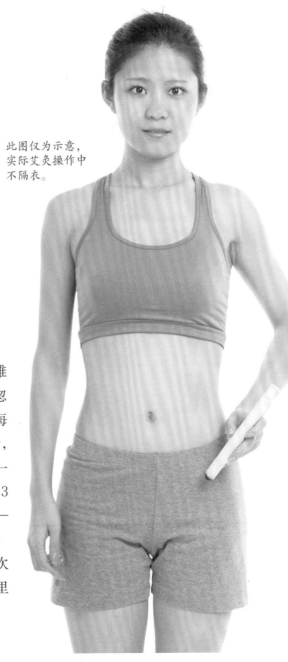

循经艾灸： 取清艾条或药艾条一支，将艾条点燃，对准五枢穴、带脉穴、维道穴，采用类似麻雀啄食一起一落、忽近忽远的手法施灸这 3 个穴位。一般每个穴位灸 5~10 分钟，3 个穴位交替进行，以局部出现温热感为度，雀啄法治疗一般每日 1~2 次。此外，还可以环绕这 3 个穴位做环形灸，从带脉穴—五枢穴—维道穴，再从维道穴—五枢穴—带脉穴，以这个顺序反复进行艾灸，一般每次 15~20 分钟，以感觉有一股热量向腹部里面穿透为佳。

疏通时间
无特定时间

疏通方法
循经点揉，
每穴 5~10 分钟

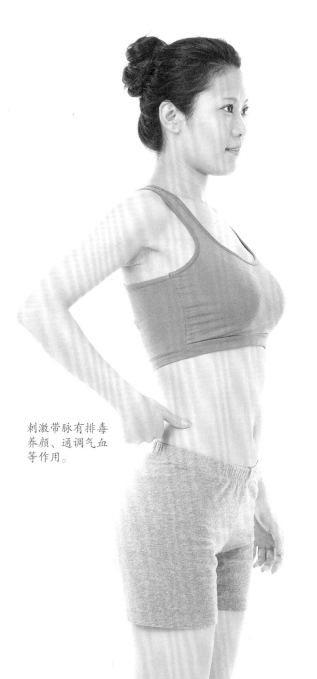

刺激带脉有排毒
养颜、通调气血
等作用。

循经点揉：用拇指指腹按在
带脉的穴位上，指腹紧贴皮肤。
由轻到重点揉带脉上的穴位，以
微觉酸胀感为度，每个穴位点揉
5~10 分钟，左右交替，每天 2~3 次。

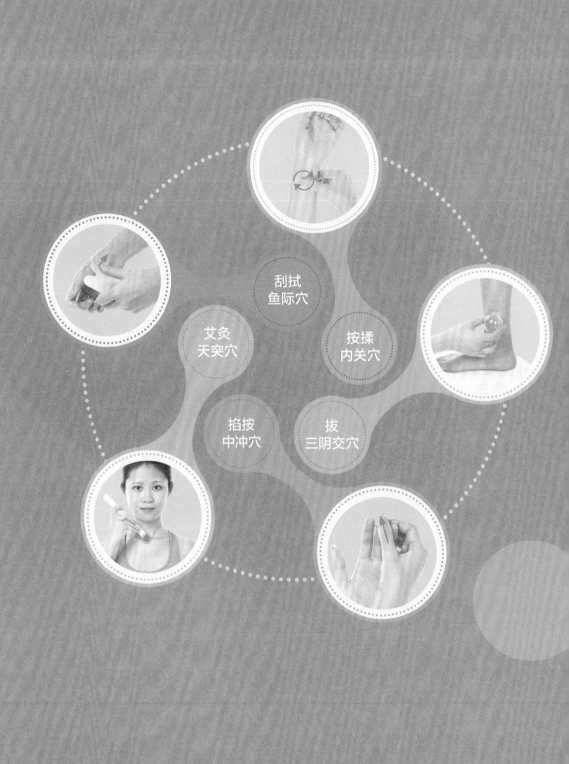

刮拭
鱼际穴

艾灸
天突穴

按揉
内关穴

掐按
中冲穴

拔
三阴交穴

第五章
刺激穴位，摆脱亚健康

随着生活节奏的加快，现代人面临着生活和工作的双重压力，越来越多的人处于亚健康状态。我们平时除了需养成良好的生活习惯和饮食习惯外，还可以通过刺激穴位的方式来改善身体的亚健康状态。按摩、艾灸、刮痧等方式都能有效刺激经络和穴位，使经络气血活跃，从而起到改善经络堵塞以及脏腑功能的作用，进而达到强身健体的目的。

缓解"高压"，不适一扫光

视疲劳

视疲劳多因过度用眼或眼部其他疾病导致，以视物模糊、眼干、眼酸胀等视物不适为主要临床特征。另外，长时间使用电脑、手机，看电视或长时间驾驶还会出现眼部灼热、视物模糊、眼睛干涩或迎风流泪、眨眼无力、眼结膜充血及困倦欲睡等症状。通过刺激相关穴位可以有效缓解视疲劳，改善以上症状。

睛明穴、攒竹穴和阳白穴都是对眼睛有益的穴位，刺激这几个穴位可有效缓解眼干、目痛、眼部疲劳和目视不明的情况。

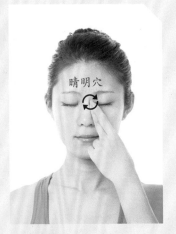

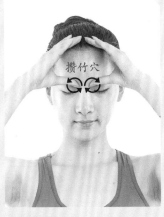

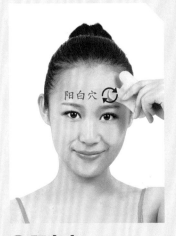

⊙ 睛明穴

位置：在面部，目内眦内上方眶内侧壁凹陷中。

操作：用食指或中指按揉睛明穴2~3分钟，以局部有酸胀感为佳。

⊙ 攒竹穴

位置：在面部，眉头凹陷中，额切迹处。

操作：以拇指按压攒竹穴，并轻轻揉动30~50圈。

⊙ 阳白穴

位置：在头部，眉上1寸，瞳孔直上。

操作：用刮痧板刮拭阳白穴，动作应连续，力度由轻渐渐加重，再由重渐渐减轻，均匀持续而轻柔地旋转，常规刮拭20~30次。

失眠

失眠是指人无法入睡或无法保持睡眠状态，导致睡眠不足，又称"入睡和维持睡眠障碍"，是一种常见病。睡眠对于人体健康极为重要，人的一生几乎有三分之一的时间都是在睡眠中度过。睡眠不足不仅会影响情绪，更会影响身体健康。所以，出现长期失眠时，应该积极治疗，按摩就是一种很好的辅助治疗手段。

刺激三阴交穴、四神聪穴都有养心安神和缓解失眠的作用；率谷穴对于由偏头痛引起的失眠有很好的效果。

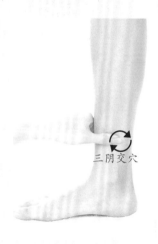

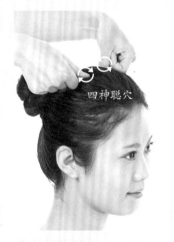

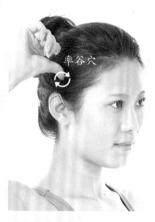

📍 三阴交穴

位置： 在小腿内侧，内踝尖上3寸，胫骨内侧缘后际。

操作： 用拇指顺时针方向按揉三阴交穴约2分钟，然后逆时针方向按揉约2分钟，以局部有酸胀感为佳。

📍 四神聪穴

位置： 在头部，百会穴前后左右各旁开1寸，共4穴。

操作： 用手指先按左右神聪穴，再按前后神聪穴，每个穴位持续按揉1分钟。

📍 率谷穴

位置： 在头部，耳尖直上入发际1.5寸。

操作： 用手指指尖按压在率谷穴上，一边按压一边揉动穴位，每侧揉3~5分钟。

神经衰弱

　　神经衰弱主要是由长期的紧张情绪和心理压力，乃至长期不规律的作息导致的。主要表现为容易疲劳，注意力难集中，常伴有情绪易激惹、烦恼、紧张，睡眠障碍及肌肉紧张性疼痛等症状。神经衰弱的患者可以选择百会穴、劳宫穴、风池穴、足三里穴、内关穴、合谷穴进行刺激，这些穴位有安心宁神、滋阴补虚的作用，对改善神经衰弱大有裨益。

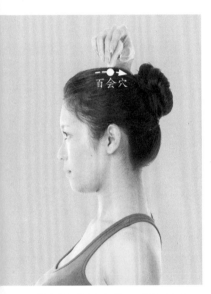 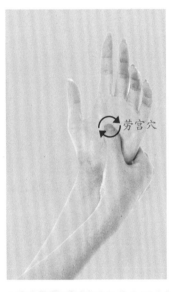 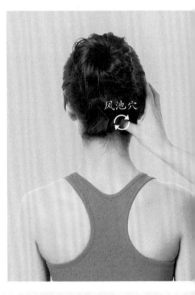

📍 百会穴

位置：在头部，前发际正中直上5寸。

操作：用刮痧板从前向后刮拭百会穴3~5分钟。

📍 劳宫穴

位置：在掌区，横平第3掌指关节近端，第2、3掌骨之间偏于第3掌骨。

操作：用拇指指腹按揉劳宫穴3分钟，力度适中。

📍 风池穴

位置：在颈后区，枕骨之下，胸锁乳突肌上端与斜方肌上端之间的凹陷中。

操作：用拇指或中指按揉风池穴3~5分钟。

神经衰弱的症状表现

1. 容易疲劳、乏力，学习或工作时注意力很难集中。

2. 出现睡眠障碍，表现为入睡困难、睡眠浅、早醒、醒后难以入睡等。

3. 常会出现无任何原因的心情紧张、心慌意乱，遇到小小的意外就忐忑不安、心跳加剧。

4. 思想忧郁消沉，对外界事物不感兴趣，遇到问题喜欢钻牛角尖。

5. 晚上难入睡，白天精神萎靡不振，反应迟钝，记忆力很差。

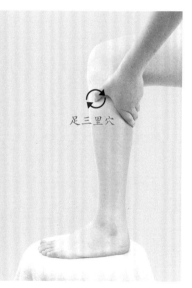 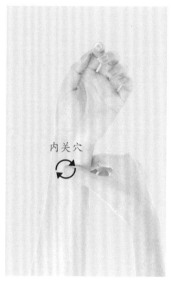 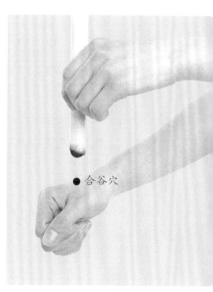

📍 足三里穴

位置： 在小腿外侧，犊鼻穴下3寸，犊鼻穴与解溪穴连线上。

操作： 用拇指按揉足三里穴1~2分钟，以局部有酸胀感为佳。

📍 内关穴

位置： 在前臂前区，腕掌侧远端横纹上2寸，掌长肌腱与桡侧腕屈肌腱之间。

操作： 用拇指按揉内关穴1~2分钟。

📍 合谷穴

位置： 在手背，第2掌骨桡侧的中点处。

操作： 用艾条温和灸合谷穴10~15分钟。

焦虑

　　焦虑是一种常见的情绪状态，通常人们在那些具有危险性、威胁性和挑战性的情境中容易产生焦虑。焦虑本身是人类的一种正常的情感表现，但是过度的焦虑就会形成心理性或生理性疾病。焦虑在身体上表现为心跳加快、呼吸急促、出汗、燥热、肠胃不适、尿频等；在心理上表现为紧张、不安、害怕、心烦等。

　　焦虑可通过刺激少冲穴、中冲穴和大陵穴来缓解，有补益心气、清心泻热的功效，对心痛、心烦也有较好的效果。

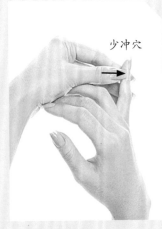

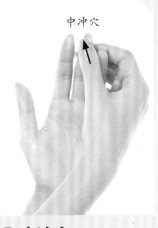

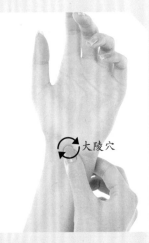

📍 少冲穴

位置：在手指，小指末节桡侧，指甲根角侧上方 0.1 寸（指寸）。

操作：用拇指指尖掐按少冲穴 1~3 分钟。

📍 中冲穴

位置：在手指，中指末端最高点。

操作：用拇指指尖掐按中冲穴 1~3 分钟。

📍 大陵穴

位置：在腕前区，腕掌侧远端横纹中，掌长肌腱与桡侧腕屈肌腱之间。

操作：用拇指指腹或者手掌根部顺时针方向按揉穴位，力度以局部酸痛为宜。

心悸

心悸是一种自觉心脏跳动的不适感或心慌感，部分患者还会伴有胸闷气短、乏力、不能平卧、晕厥等症状。不合理的运动、饮食以及情绪激动、饮酒或服用药物等因素均会诱发或加重心悸。通过穴位按摩可有效缓解心悸的症状。

心悸时可刺激巨阙穴、心俞穴和内关穴来缓解，有宽胸理气，安心宁神，缓解心慌、心悸的作用。

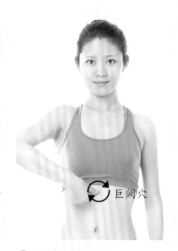

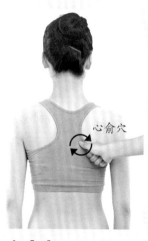

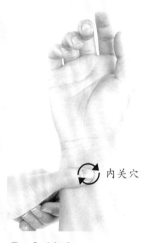

📍 巨阙穴

位置：在上腹部，脐中上6寸，前正中线上。

操作：用拇指按揉巨阙穴1~3分钟。

📍 心俞穴

位置：在脊柱区，第5胸椎棘突下，后正中线旁开1.5寸。

操作：用拇指按摩心俞穴1~3分钟。

📍 内关穴

位置：在前臂前区，腕掌侧远端横纹上2寸，掌长肌腱与桡侧腕屈肌腱之间。

操作：用拇指按揉内关穴1~3分钟。

头痛

　　头痛是临床常见的症状，通常将局限于头颅上半部，包括眉弓、耳轮上缘和枕外隆突连线以上部位的疼痛统称"头痛"。头痛程度有轻有重，疼痛时间有长有短。疼痛形式多种多样，常见有胀痛、闷痛、撕裂样痛、电击样痛、针刺样痛等。日常生活中，我们可以通过刺激穴位的方式来改善头痛。同时，也要前往正规医疗机构积极治疗。

　　刺激太阳穴和太冲穴可有效缓解头痛、偏头痛；颈椎压迫神经等也会造成头痛，疏通督脉可有效治疗此类头痛，可选择督脉的头部穴位进行疏通。

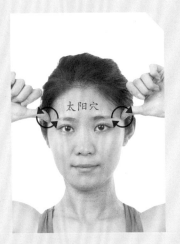

太阳穴

位置：在头部，眉梢与目外眦之间，向后约1横指的凹陷中。

操作：双手拇指指腹轻轻按揉太阳穴1~3分钟。

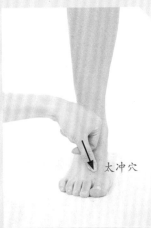

太冲穴

位置：在足背，第1、2跖骨间，跖骨底结合部前方凹陷中，或触及动脉搏动处。

操作：用拇指指尖用力掐按太冲穴1~3分钟。

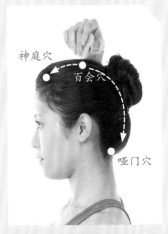

督脉的头部循行线

操作：用刮痧板先从百会穴向前刮至神庭穴，操作3~5分钟；再从百会穴向后刮至哑门穴，操作3~5分钟。

疲倦乏力

疲劳通常是很多人主观上的感受，主要表现为身体倦怠、乏力或者精神疲惫，工作或学习时注意力难以集中。人感觉疲劳乏力，除了患病因素，承受巨大心理压力、缺少运动或长时间高强度工作时，也容易出现这种情况。缓解身体的疲劳感，可以通过按摩穴位的方法来调理。

膻中穴可宽胸理气、缓解压力；风池穴有醒脑明目、通利官窍的作用；大包穴可宣肺理气、宽胸益脾、促进代谢，改善全身疼痛、无力等症状。

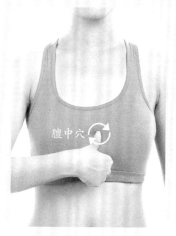

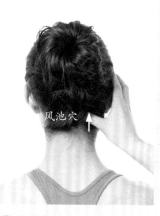

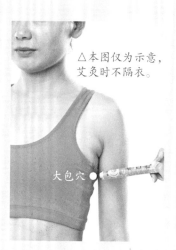

△本图仅为示意，艾灸时不隔衣。

膻中穴

位置：在胸部，横平第 4 肋间隙，前正中线上。

操作：用拇指按揉膻中穴 1~3 分钟。

风池穴

位置：在颈后区，枕骨之下，胸锁乳突肌上端与斜方肌上端之间的凹陷中。

操作：用拇指指腹由下往上推按风池穴 1~3 分钟，以有酸胀感为宜。

大包穴

位置：在胸外侧区，第 6 肋间隙，腋中线上。

操作：用艾条灸大包穴 10~15 分钟。

食欲不振

　　食欲不振又称食欲减退，即患者对食物的欲望明显降低。这类患者在生活中对食物没有明显的兴趣，在吃饭时也只是应付性地吃一些了事。食欲不振与疾病、精神等因素有关，比如精神过于紧张、身体过于劳累，以及慢性胃炎、胃溃疡等肠胃疾病都会导致食欲不振的出现，通过刺激穴位可予以改善。

　　不容穴、中脘穴和梁门穴有理气止痛、调中和胃的作用，对由腹胀和消化不良引起的食欲不振有很好的治疗效果。

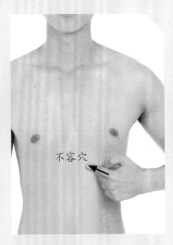

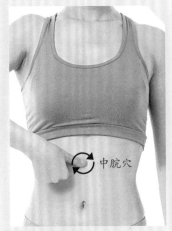

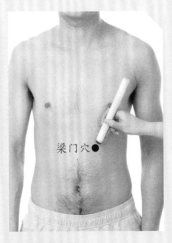

📍 不容穴

位置：在上腹部，脐中上6寸，前正中线旁开2寸。

操作：用食指用力深按不容穴30秒，然后松开休息，连续反复多次。再分别沿顺时针和逆时针方向，按揉不容穴3~5分钟即可。也可用刮痧板从上向下刮拭3~5分钟。

📍 中脘穴

位置：在上腹部，脐中上4寸，前正中线上。

操作：用拇指按揉中脘穴1~3分钟。

📍 梁门穴

位置：在上腹部，脐中上4寸，前正中线旁开2寸。

操作：用艾条温和灸梁门穴10~15分钟。

记忆力减退

　　记忆力减退的患者，一般可表现为学习记忆新事物、新知识时很困难，或在回忆旧事件或过去熟悉的信息时有障碍。严重时可对患者的日常生活产生不良影响，所以要重视起来。平时，我们可以通过刺激以下穴位提神醒脑，改善记忆力减退。

　　四神聪穴和百会穴都有安神益智、提神醒脑的功能，可有效改善记忆力减退的症状；涌泉穴则可以促进血液循环、提升肾气、增强记忆力。

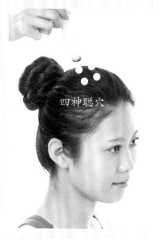

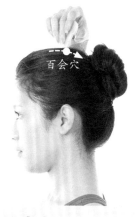

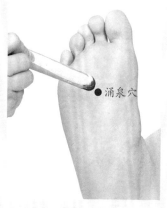

📍 四神聪穴

位置： 在头部，百会穴前后左右各旁开1寸，共4穴。

操作： 用艾条回旋灸四神聪穴10~15分钟。

📍 百会穴

位置： 在头部，前发际正中直上5寸。

操作： 用刮痧板从前向后刮拭百会穴3~5分钟。

📍 涌泉穴

位置： 在足底，屈足卷趾时足心最凹陷中。

操作： 用艾条温和灸涌泉穴10~15分钟。

祛除常见小病小痛

咳嗽

咳嗽是人体自身的一种保护性反射动作。许多疾病都能够引起咳嗽，如上呼吸道感染、支气管炎、肺炎、急性咽喉炎、胃食管反流等。咳嗽有急、慢性之分，急性多为外感，慢性多属内伤。外感咳嗽调治不当，可转为慢性咳嗽。慢性咳嗽迁延日久，或年老体弱，脏器大伤，则可能并发哮喘。可刺激膀胱经的大杼穴至肾俞穴这一段经络来缓解咳嗽，或选择尺泽穴、列缺穴、天突穴、定喘穴、中府穴等穴位进行刺激。

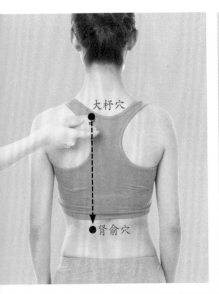

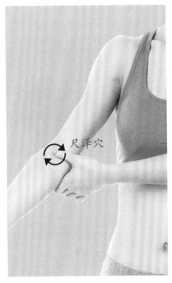

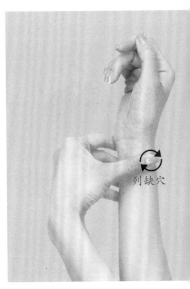

膀胱经的大杼穴至肾俞穴

操作：用刮痧板从大杼穴刮至肾俞穴，采用雀啄法由上至下沿刮拭之处进行啄击，直至出痧。

尺泽穴

位置：在肘区，肘横纹上，肱二头肌肌腱桡侧缘凹陷中。

操作：用大拇指按揉尺泽穴1~3分钟。

列缺穴

位置：在前臂，腕掌侧远端横纹上1.5寸，拇短伸肌腱与拇长展肌腱之间，拇长展肌腱沟的凹陷中。

操作：用拇指按揉或弹拨列缺穴1~3分钟。

缓解咳嗽小贴士

1. 忌食甜食。甜食易助热生痰，导致呼吸道不畅，从而加重咳嗽。
2. 忌食辛辣食物。辛辣食物容易刺激呼吸道，加剧咳嗽。
3. 保持室内空气清新。定时开窗通风，使室内空气流通，避免污浊的空气对呼吸道黏膜造成刺激，从而加重咳嗽。

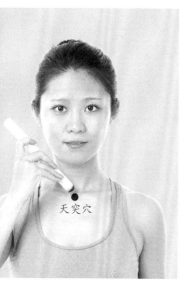

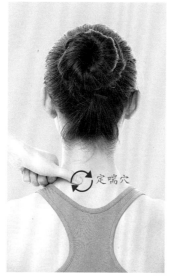

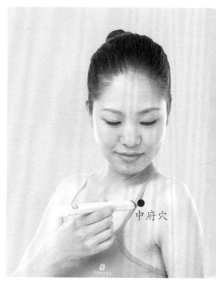

📍 天突穴

位置： 在颈前区，胸骨上窝中央，前正中线上。

操作： 用艾条温和灸天突穴 10~15 分钟。

📍 定喘穴

位置： 在脊柱区，横平第 7 颈椎棘突下，后正中线旁开 0.5 寸。

操作： 用拇指按揉定喘穴 1~3 分钟。

📍 中府穴

位置： 在胸部，横平第 1 肋间隙，锁骨下窝外侧，前正中线旁开 6 寸。

操作： 用艾条温和灸中府穴 10~15 分钟。

发热

正常人在体温中枢调控下，人体的产热和散热处于平衡状态。一旦机体在致热原的作用下，体温中枢的功能出现紊乱，机体产热增多，散热减少，造成人体体温超过正常范围，就称为发热。一般情况下，当腋下温度超过37℃，口腔温度超过37.3℃，即为发热。身体出现发热的情况时，可以刺激大椎穴、合谷穴等穴位进行退热。但是如果出现长时间发热，或者产妇、婴幼儿以及老年人等特殊人群发热时，应及时就诊。

大椎穴、合谷穴、外关穴都有疏风、解表、清热的功效，可辅助治疗外感发热。

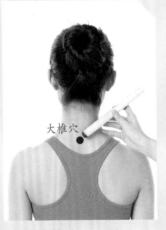

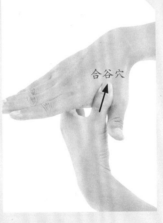

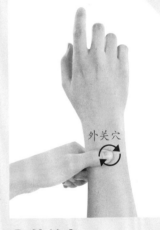

📍 大椎穴

位置： 在脊柱区，第7颈椎棘突下凹陷中，后正中线上。

操作： 用艾条温和灸大椎穴10~15分钟。

📍 合谷穴

位置： 在手背，第2掌骨桡侧的中点处。

操作： 用拇指指腹按压合谷穴，左右各按压1~3分钟。按压力度要稍重。

📍 外关穴

位置： 在前臂后区，腕背侧远端横纹上2寸，尺骨与桡骨间隙中点。

操作： 用拇指按揉对侧的外关穴，以有明显的酸、胀、麻、痛的感觉为宜。左右手交替按摩3~5分钟即可。

感冒

感冒是一种常见的外感病，多是由病毒或细菌感染引起的上呼吸道炎症。初起以鼻塞、流涕、打喷嚏、咳嗽、恶寒发热、头痛等为主要表现。一年四季均可发生，但以冬季、春季较多。感冒的时候，可以通过按摩相关穴位来缓解症状，帮助身体早日康复。

迎香穴对改善流涕、鼻塞有很好的效果；肩井穴可祛风清热，使气血通达舒畅；曲池穴可缓解风热型感冒，具有泻热祛邪的效果。

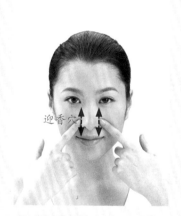

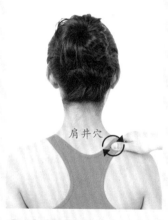

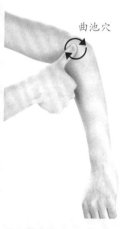

🔘 迎香穴

位置：在面部，鼻翼外缘中点旁，鼻唇沟中。

操作：双手食指置于迎香穴，上下搓擦1分钟，直至鼻子呼吸通畅。

🔘 肩井穴

位置：在肩胛区，第7颈椎棘突与肩峰最外侧点连线的中点。

操作：用拇指按揉肩井穴，左右各按1~3分钟，力度宜重，以身体微微出汗为宜。

🔘 曲池穴

位置：在肘区，尺泽穴与肱骨外上髁连线的中点处。

操作：大拇指对准穴位，用指腹垂直按揉，力度以出现酸痛感为宜，左右各按3分钟。

牙痛

　　牙痛为口腔疾患中常见的症状之一，是牙齿及周围组织的疾病。遇冷、热、酸、甜等刺激时牙齿疼痛发作或加重，如果不加以控制，口腔周围的软组织也会受到"牵连"，于是有的人就会出现脸颊肿，甚至脖子都肿起来的情况。出现牙痛的时候，除了积极就医外，还可以通过按摩来缓解。

下关穴和颊车穴都是主治牙痛的穴位，对于牙痛有很好的治疗效果；内庭穴可用于缓解由胃火引起的牙痛。

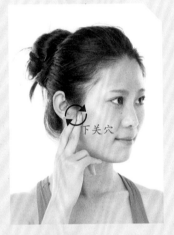

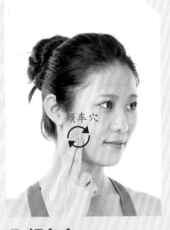

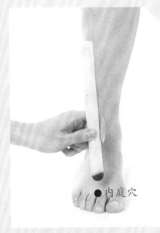

📍 下关穴

位置：在面部，颧弓下缘中央与下颌切迹之间凹陷中。

操作：用食指或中指指腹按揉下关穴 1~3 分钟。

📍 颊车穴

位置：在面部，下颌角前上方 1 横指。

操作：用食指或中指指腹顺时针按揉颊车穴 1~3 分钟。

📍 内庭穴

位置：在足背，第 2、3 趾间，趾蹼缘后方赤白肉际处。

操作：用艾条温和灸内庭穴 10~15 分钟。

咽喉肿痛

　　咽喉肿痛是咽部疾病中比较常见的症状之一，它多发于一年中的寒冷或干燥季节，感冒、扁桃体炎、咽喉炎以及病毒感染均可引起咽喉肿痛。有时吃多了辛辣的食物，也有可能引起咽喉肿痛。咽喉肿痛会导致声音嘶哑，严重的时候甚至会引起失声。对于咽喉肿痛引起的不适，除积极治疗外，还可以通过按摩来缓解。

　　天突穴有止咳化痰的功效；人迎穴可理气降逆、利咽散结；鱼际穴可用于改善由肺火引起的咽喉肿痛。

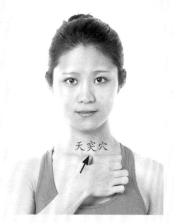

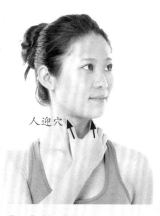

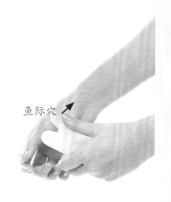

📍 天突穴

位置： 在颈前区，胸骨上窝中央，前正中线上。

操作： 用拇指或食指指腹按压天突穴1~3分钟，力度以感到酸胀为宜。

📍 人迎穴

位置： 在颈部，横平喉结，胸锁乳突肌前缘，颈总动脉搏动处。

操作： 用拇指和食指指腹同时按压两边的人迎穴1~3分钟。

📍 鱼际穴

位置： 在手外侧，第1掌骨桡侧中点赤白肉际处。

操作： 用刮痧板从鱼际穴向掌根方向刮拭3~5分钟，刮到出痧即可。

调理慢性病

高血压

　　高血压是指以体循环动脉血压（收缩压和／或舒张压）增高为主要特征（收缩压≥140毫米汞柱，舒张压≥90毫米汞柱），可伴有心、脑、肾等器官功能或器质性损害的临床综合征。高血压患者除了要配合医生积极治疗外，还可以通过按摩来辅助降血压。

刺激膻中穴、曲池穴和太冲穴可通调血脉，调节血压，具有一定的降压作用。

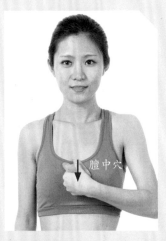

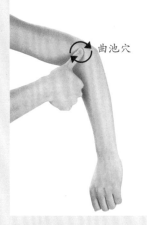

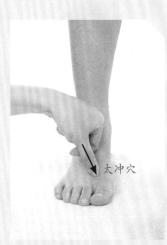

📍 膻中穴

位置： 在胸部，横平第4肋间隙，前正中线上。

操作： 用刮痧板从上到下刮膻中穴1~3分钟。

📍 曲池穴

位置： 在肘区，尺泽穴与肱骨外上髁连线的中点处。

操作： 用手指用力按揉曲池穴，左右两侧各按揉1~3分钟。

📍 太冲穴

位置： 在足背，第1、2跖骨间，跖骨底结合部前方凹陷中，或触及动脉搏动处。

操作： 用双手拇指指腹按压双侧太冲穴3~5分钟，力度以出现酸、麻、胀的感觉为宜。

高脂血症

　　高脂血症是指血脂水平过高，可直接引起一些严重危害人体健康的疾病，如冠心病、动脉粥样硬化等，在中医学上属于"痰证""脂浊"范畴，是痰湿内阻造成的。脾虚会导致水湿不化，容易聚集成痰湿。高脂血症患者除应在医生指导下积极锻炼、合理运动、合理用药外，还可通过刮痧、按摩来健脾化湿，辅助治疗高脂血症。

　　刺激胃经可调理脾胃，促进消化；刺激膀胱经的心俞穴至肾俞穴可健脾补气；刺激阴陵泉穴可调通水道，促进全身气血运行，改善痰湿体质。

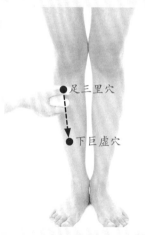

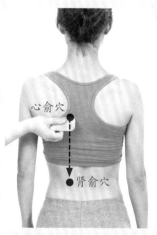

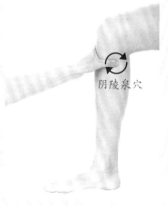

📍 胃经的足三里穴至下巨虚穴

操作：用刮痧板从上到下刮拭足三里穴至下巨虚穴3~5分钟。

📍 膀胱经的心俞穴至肾俞穴

操作：用刮痧板从上到下刮拭背部双侧膀胱经的心俞穴至肾俞穴3~5分钟。

📍 阴陵泉穴

位置：在小腿内侧，胫骨内侧髁下缘与胫骨内侧缘之间的凹陷处。

操作：用拇指指腹按揉阴陵泉穴，顺时针方向按揉2分钟，以局部有酸胀感为佳。

糖尿病

　　糖尿病是由于体内的胰岛素分泌异常进而形成的代谢性疾病。糖尿病在中医学上称为"消渴"，典型症状为"三多一少"，即多饮、多食、多尿、体重减少。患了糖尿病需要积极控制血糖，防治并发症。糖尿病患者除严格遵医嘱进行饮食控制和药物治疗外，还可以通过按摩相关穴位调节血糖。

　　刺激任脉的中脘穴至气海穴有助于促进消化，调整胃肠菌群；刺激血海穴可补血、养血，调理糖尿病；刺激然谷穴可缓解口干舌燥、心烦等症状。

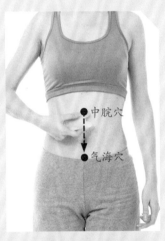

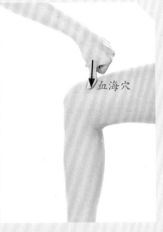

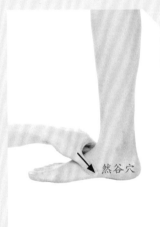

🅰 任脉的中脘穴至气海穴

操作： 用刮痧板从上到下刮拭任脉的中脘穴至气海穴 3~5 分钟。

🅰 血海穴

位置： 在股前区，髌底内侧端上 2 寸，股内侧肌隆起处。

操作： 用拇指指腹均匀用力按压血海穴 1~3 分钟。

🅰 然谷穴

位置： 在足内侧，足舟骨粗隆下方，赤白肉际处。

操作： 拇指用力按双侧然谷穴，至有酸胀感时再松开，再按下去，再松开，如此反复 10~20 次。

慢性腹泻

慢性腹泻是指病程在两个月以上的腹泻或间歇期在 2~4 周内的复发性腹泻，其病因较为复杂且病程迁延。根据病因不同，临床症状多样化，治疗原则各异。慢性腹泻患者除严格遵医嘱合理用药、调整饮食外，还可以刺激对症穴位改善症状。

中脘穴对于消化不良、泄泻、便秘等都有很好的作用；艾灸关元穴和神阙穴可温经散寒、活血通络，改善脾胃不和造成的胃痛、胃胀、腹泻。

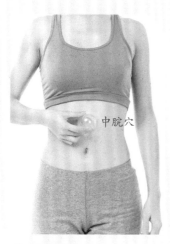

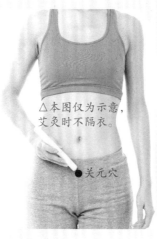

△本图仅为示意，艾灸时不隔衣。

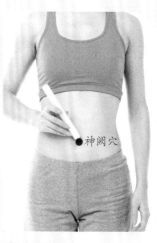

⊙ 中脘穴

位置：在上腹部，脐中上 4 寸，前正中线上。

操作：用拔罐法将罐吸附在中脘穴上，留罐 10~15 分钟。

⊙ 关元穴

位置：在下腹部，脐中下 3 寸，前正中线上。

操作：点燃艾条，温和灸关元穴 10~15 分钟，以穴位处皮肤潮红为宜。

⊙ 神阙穴

位置：在脐区，脐中央。

操作：点燃艾条，温和灸神阙穴 10~15 分钟，以穴位处皮肤潮红为宜。

慢性咽炎

慢性咽炎多发生于成年人，常伴有其他上呼吸道疾病。急性咽炎反复发作，或鼻炎、鼻窦炎产生的脓液刺激咽部，或鼻塞而张口呼吸，均可导致慢性咽炎的发生。患者咽喉部常伴有异物感、灼热感、干燥感、痒感等症状，给人带来极大的不适。慢性咽炎患者除在医生指导下积极治疗外，也可以通过按摩进行改善。

少商穴具有泻热开窍、通利咽喉的功效；水突穴和照海穴能滋阴清热，改善咽喉肿痛等不适，对各类慢性咽炎都有疗效。

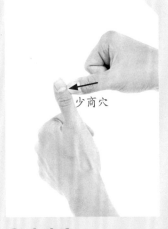

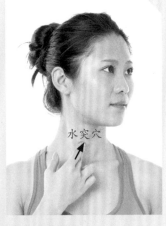

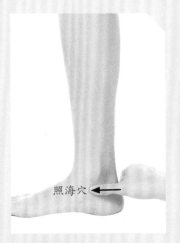

📍 少商穴

位置： 在手指，拇指末节桡侧，指甲根角侧上方 0.1 寸（指寸）。

操作： 用拇指指尖轻轻掐按少商穴 1~3 分钟，注意掐按时力度不宜过大。

📍 水突穴

位置： 在颈部，横平环状软骨，胸锁乳突肌前缘。

操作： 用手指指腹按压水突穴 1~3 分钟，力度不宜过重，至局部皮肤有酸胀感为宜。

📍 照海穴

位置： 在踝区，内踝尖下 1 寸，内踝下缘边际凹陷中。

操作： 用拇指指腹按压照海穴 1~3 分钟，力度以局部有酸胀感为宜。

慢性胃炎

慢性胃炎是指多种病因引起的胃黏膜慢性炎症性病变。其症状表现为腹部隐痛、腹胀、嗳气等。慢性胃炎患者除了要严格遵医嘱用药、注意饮食调理外，还可以通过按摩来缓解不适。

刺激内关穴可和胃降逆；刺激足三里穴能调动胃经的气血运行，有和肠消滞的作用；刺激膀胱经的肝俞穴至大肠俞穴可有效调理消化系统的疾病。

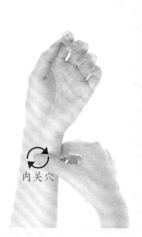

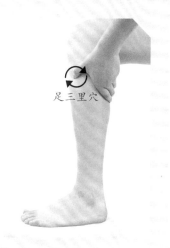

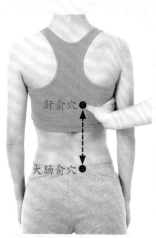

📍 内关穴

位置：在前臂前区，腕掌侧远端横纹上2寸，掌长肌腱与桡侧腕屈肌腱之间。

操作：用拇指指腹交替按揉两侧内关穴各1~2分钟。

📍 足三里穴

位置：在小腿外侧，犊鼻穴下3寸，犊鼻穴与解溪穴连线上。

操作：用拇指指腹抵住足三里穴，用力揉捻，以有酸胀感为宜，左右交替揉捻3分钟。

📍 膀胱经的肝俞穴至大肠俞穴

操作：用手掌或手指推背部脊柱两旁膀胱经的肝俞穴至大肠俞穴，往返4~5遍，力度稍重；最后分别揉肝俞穴、脾俞穴、胃俞穴、三焦俞穴、大肠俞穴各1分钟。

痔疮

　　痔疮是一种比较常见的慢性疾病，是由于直肠下端或肛管周围的黏膜内静脉曲张造成的。痔疮可分为内痔、外痔和混合痔。外痔有明显的症状，表现为肛门肿胀、疼痛，肛门部有少量炎性分泌物；内痔则表现为大便出血，且血色鲜红。患者除严格遵医嘱治疗外，日常还可以通过刺激相应穴位来缓解痔疮引起的不适。

　　刺激承山穴可清热利湿、散瘀消痔；刺激长强穴可宁神镇痉、通便消痔；刺激孔最穴可以促进大肠气血的运行，调理各种痔疾。

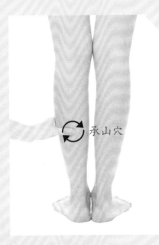

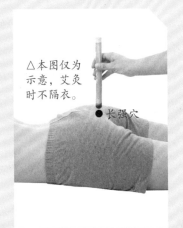

△本图仅为示意，艾灸时不隔衣

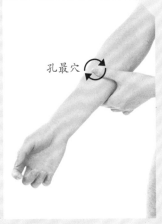

📍 承山穴

位置： 在小腿后区，腓肠肌两肌腹与肌腱交角处。

操作： 用拇指按揉或弹拨承山穴 3~5 分钟。

📍 长强穴

位置： 在会阴区，尾骨下方，尾骨端与肛门连线的中点处。

操作： 用艾条温和灸长强穴 10 分钟，至穴位处感到发热就可以了。

📍 孔最穴

位置： 在前臂前区，腕掌侧远端横纹上 7 寸，尺泽穴与太渊穴连线上。

操作： 用拇指或中指指腹点揉孔最穴，以局部有酸痛感为宜，按揉至皮肤透热或者局部皮肤微红，两侧穴位交替点揉，各操作 10 分钟左右。

便秘

　　便秘是指排便次数减少，粪便干硬和排出困难。排便次数减少，是指每周排便的次数少于 3 次；排便困难，包括排便费力、排出困难、排便后仍然有不尽感、排便时间过长等。随着年龄的增长，便秘发病率会有明显的增加，长期便秘会影响患者的生活质量，所以必须要重视起来。便秘患者除在医生指导下积极治疗、合理饮食外，平时还可以通过艾灸、刮痧等方法来调理改善。

　　刺激天枢穴可防治便秘；刮拭大肠经的肩髃穴至商阳穴能促进大肠蠕动；刮拭胃经的足三里穴至上巨虚穴对大肠实热导致的便秘有效。

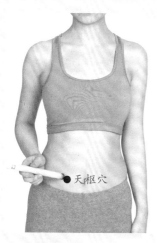

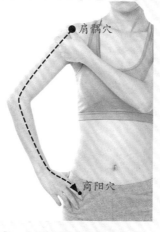

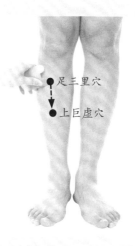

天枢穴

位置：在腹部，横平脐中，前正中线旁开 2 寸。

操作：用艾条灸天枢穴 10~15 分钟。

大肠经的肩髃穴至商阳穴

操作：从大肠经的肩髃穴开始，分段向下，刮至食指指甲根部外侧的商阳穴。在疼痛点和有结节的部位重点刮拭。从上而下同一方向刮拭，不要来回刮。

胃经的足三里穴至上巨虚穴

操作：用刮痧板从上到下刮拭胃经的足三里穴至上巨虚穴 1~3 分钟，以出痧为度。

缓解颈肩腰腿痛

肩周炎

　　肩周炎即肩关节周围炎的简称，是指肩关节及其周围软组织退行性改变所引起的肌肉、肌腱、滑囊、关节囊等肩关节周围软组织的炎症反应。肩周炎是常见病、多发病，主要症状表现为肩部疼痛和活动受限。肩周炎患者除严格遵医嘱治疗外，日常还可以采取按摩、拔罐、刮痧等方式以缓解不适。

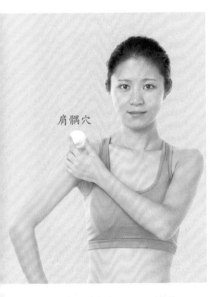

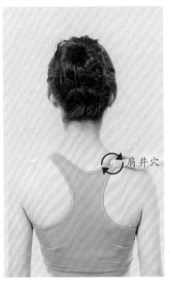

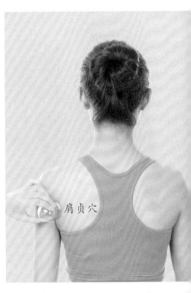

📍 肩髃穴

位置：在三角肌区，肩峰外侧缘前端与肱骨大结节之间凹陷处。

操作：选择大小合适的罐具，将罐吸拔在肩髃穴上，留罐10~15分钟。

📍 肩井穴

位置：在肩胛区，第7颈椎棘突与肩峰最外侧点连线的中点。

操作：用拇指顺时针方向按揉肩井穴2分钟，再逆时针按揉2分钟，以局部出现酸、麻、胀感觉为佳。也可在肩井穴上拔罐，留罐10~15分钟。

📍 肩贞穴

位置：在肩胛区，肩关节后下方，腋后纹头直上1寸。

操作：将罐吸拔在肩贞穴上，留罐10~15分钟，每隔1~2日操作一次。

肩髃穴、肩井穴、肩贞穴这几个穴位都处于肩臂部位，对治疗肩周炎、肩臂不举、肩臂疼痛等症效果非常明显；条口穴是主治肩臂痛的重要穴位，可以祛风除湿、散寒通络；刺激肺经和大肠经具有通经活络、活血化瘀的作用，二者常被作为治疗肩周炎的经络。

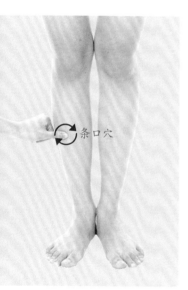

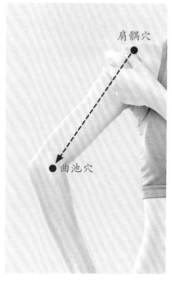

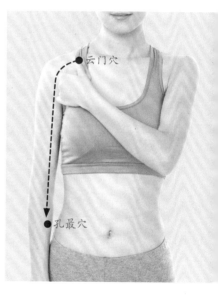

⊙ 条口穴

位置： 在小腿外侧，犊鼻穴下 8 寸，犊鼻穴与解溪穴连线上。

操作： 用拇指顺时针方向按揉条口穴 2 分钟，再逆时针按揉 2 分钟，以局部出现酸、麻、胀感觉为佳。

⊙ 大肠经的肩髃穴至曲池穴

操作： 用刮痧板在大肠经的肩髃穴至曲池穴上刮 3~5 分钟，局部有酸痛的地方可以多刮几次，出痧就可以了，每周可刮 1~2 次。

⊙ 肺经的云门穴至孔最穴

操作： 用刮痧板在肺经的云门穴至孔最穴上刮 3~5 分钟，局部有酸痛的地方可以多刮几次，出痧就可以了，每周可刮 1~2 次。

颈椎病

颈椎病主要由于颈椎长期劳损、骨质增生，或椎间盘脱出、韧带增厚，致使颈椎脊髓、神经根或椎动脉受压而出现一系列功能障碍的临床综合征。颈椎病的主要症状有颈背疼痛、上肢无力、手指发麻、下肢乏力、头晕、恶心、呕吐等。颈椎病患者除要严格遵医嘱治疗外，还可以刺激下面的穴位予以缓解。

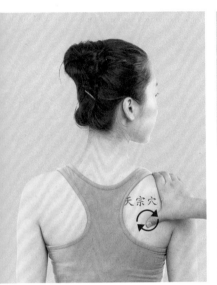
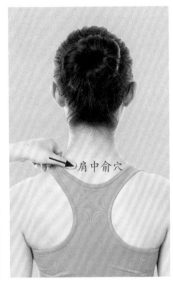
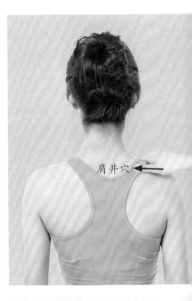

🔘 天宗穴

位置：在肩胛区，肩胛冈中点与肩胛骨下角连线上1/3与下2/3交点凹陷中。

操作：用拇指顺时针方向按揉天宗穴2~3分钟。

🔘 肩中俞穴

位置：在脊柱区，第7颈椎棘突下，后正中线旁开2寸。

操作：用拇指按压肩中俞穴1分钟，然后按揉2分钟，以局部感到酸胀为佳。

🔘 肩井穴

位置：在肩胛区，第7颈椎棘突与肩峰最外侧点连线的中点。

操作：用拇指按压肩井穴1分钟，然后按揉2分钟，以局部感到酸胀为佳。

刺激天宗穴、肩中俞穴和肩井穴可改善肩背疼痛、颈部不适的症状，有效缓解颈椎病；按揉督脉的风府穴至大椎穴可以振奋阳气、理筋整复，增强颈椎功能；对膀胱经和胆经的部分经络进行疏通，可以舒筋活络、通畅气血，有效缓解和治疗颈椎病。

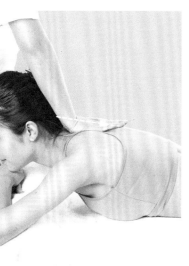
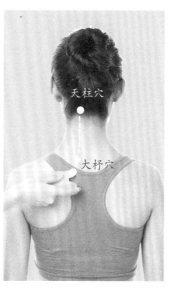
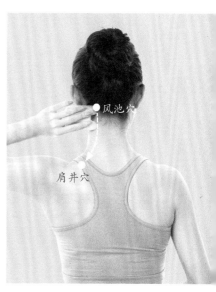

📍 督脉的风府穴至大椎穴

操作： 用手掌沿督脉的风府穴至大椎穴做推拿，持续操作15~20分钟，如果发现有痛点也要揉开。

注意： 在做颈椎按摩时，手法一定要轻柔，不可使用蛮力。

📍 膀胱经的天柱穴至大杼穴

操作： 用刮痧板从上到下刮拭双侧膀胱经的天柱穴至大杼穴1~3分钟。

📍 胆经的风池穴至肩井穴

操作： 用刮痧板从上到下刮拭双侧胆经的风池穴至肩井穴1~3分钟。

腰椎间盘突出症

腰椎间盘突出症是一种常见的疾病，重体力劳动者通常患有这种疾病，主要表现为背痛、坐骨神经痛等。在日常生活和工作中，有些人长期用腰不当、腰部过度用力或姿势不正确也容易加重腰椎间盘退行性病变的程度。针对此类情况，除了要积极治疗、改变不良的姿势外，还可以通过按摩缓解腰椎间盘突出症。

腰阳关穴有强腰益肾、祛风散寒的作用；委中穴是辅助治疗腰椎间盘突出症和腰背部疾病的重要穴位；阳陵泉穴可用于缓解腰痛、膝痛、下肢痹痛。

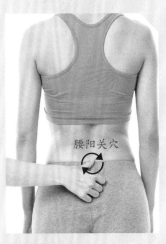

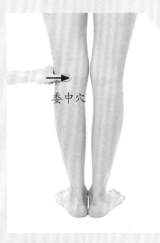

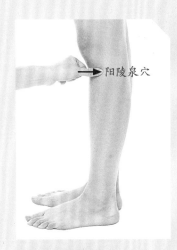

📍 腰阳关穴

位置： 在脊柱区，第4腰椎棘突下凹陷中，后正中线上。

操作： 将拇指指腹贴于腰阳关穴上，用力按揉2~3分钟。

📍 委中穴

位置： 在膝后区，腘横纹中点。

操作： 用拇指点按委中穴1~3分钟，力度以自己能承受为度。

📍 阳陵泉穴

位置： 在小腿外侧，腓骨头前下方凹陷中。

操作： 用拇指点按阳陵泉穴1~3分钟，力度适中。

腰肌劳损

　　腰肌劳损是指腰部肌肉及其附着点筋膜或骨膜出现慢性损伤性炎症，主要症状是腰或腰骶部胀痛、酸痛，反复发作，疼痛可随气候变化或劳累程度而变化，如日间劳累时加重，休息后可减轻，时轻时重。腰肌劳损患者不仅要严格遵医嘱治疗，而且平时要多休息，刺激相应的穴位也能够起到缓解不适的作用。

　　腰痛点穴和腰眼穴都是强腰健肾的重要穴位，有补虚益损的功能；刺激督脉的命门穴至长强穴对寒湿性腰痛、腿痛有一定的治疗效果。

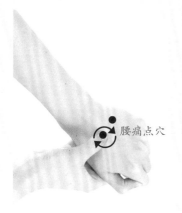

腰痛点穴

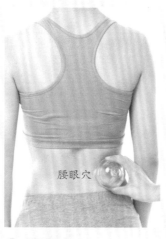

腰眼穴

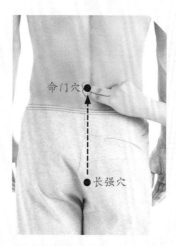

命门穴

长强穴

🔘 腰痛点穴

位置： 在手背，当第 2、3 掌骨及第 4、5 掌骨间，腕背侧远端横纹与掌指关节中点处，一只手 2 穴。

操作： 用一只手的拇指按揉另一只手背上的腰痛点穴各 1~3 分钟，然后换另一只手操作。

🔘 腰眼穴

位置： 在腰区，横平第 4 腰椎棘突下，后正中线旁开 3.5 寸凹陷中。

操作： 将罐吸拔在腰眼穴上，留罐 5~10 分钟；或用拇指按揉 3~5 分钟。

🔘 督脉的命门穴至长强穴

操作： 将食指、中指并拢，先搓长强穴，搓热后，再从长强穴搓到命门穴，再搓命门穴 5 分钟。

膝关节炎

　　膝关节炎是一种以退行性病理改变为基础的疾患，多见于中老年人群。其症状多表现为膝盖肿痛，坐起、站立、行走时膝部酸痛等。膝关节炎患者平时应避免长时间处于同一种姿势；不要反复屈伸膝关节；注意防寒湿，保暖；避免膝关节过度劳累。另外，还可以通过拔罐、刮痧、按摩等方法来缓解膝关节酸痛。

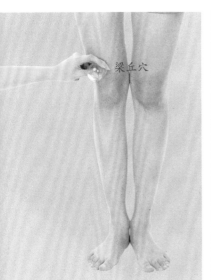
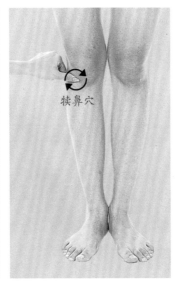
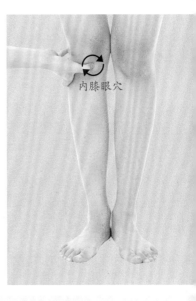

⊙ 梁丘穴

位置： 在股前区，髌底上2寸，股外侧肌与股直肌肌腱之间。

操作： 在梁丘穴上拔罐，留罐10分钟。

⊙ 犊鼻穴

位置： 在膝前区，髌韧带外侧凹陷中。

操作： 用拇指按揉犊鼻穴3~5分钟，以局部感到酸胀为佳。

⊙ 内膝眼穴

位置： 在膝部，髌韧带内侧凹陷处的中央。

操作： 用拇指按揉内膝眼穴3~5分钟，以局部感到酸胀为佳。

梁丘穴、犊鼻穴、内膝眼穴、鹤顶穴、足三里穴都是位于膝关节周围的穴位，刺激这些穴位可以起到舒筋活络、活血化瘀的作用，对于改善膝关节活动受限和疼痛有很好的效果；刺激胆经的膝阳关穴至阳陵泉穴可以辅助治疗膝关节炎及周围软组织疾病等。

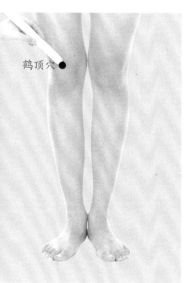

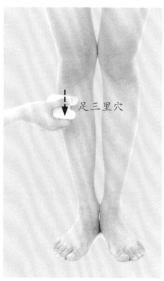

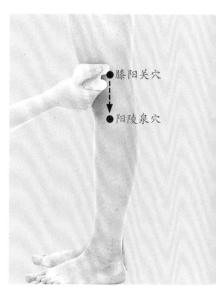

🧭 鹤顶穴

位置：在膝前区，髌底中点的上方凹陷中。

操作：用艾条温和灸鹤顶穴10~15分钟。

🧭 足三里穴

位置：在小腿外侧，犊鼻穴下3寸，犊鼻穴与解溪穴连线上。

操作：用刮痧板重刮足三里穴1~3分钟，以出痧为宜。

🧭 胆经的膝阳关穴至阳陵泉穴

操作：用刮痧板刮拭胆经的膝阳关穴至阳陵泉穴1~3分钟，以局部潮红出痧为宜。

调治女性病、男性病

痛经

痛经是常见的妇科疾病之一，指行经前后或月经期出现下腹部疼痛、坠胀，伴有腰酸或其他不适的一种病症。痛经患者在经期以及经期前后应该做好保暖，避免着凉，同时也可以通过艾灸和刮痧予以改善。

艾灸气海穴、中极穴有散寒止痛、活血化瘀的功效；刺激三阴交穴有温中运脾、祛湿散寒的作用。

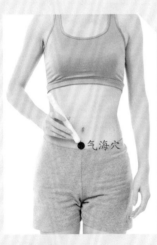

气海穴

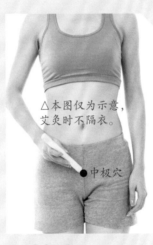

△本图仅为示意，艾灸时不隔衣。

中极穴

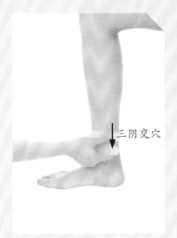

三阴交穴

📍 气海穴

位置： 在下腹部，脐中下 1.5 寸，前正中线上。

操作： 将点燃的艾条悬于气海穴上，灸 10~20 分钟，以灸至皮肤温热而又不灼伤皮肤为度。

📍 中极穴

位置： 在下腹部，脐中下 4 寸，前正中线上。

操作： 将点燃的艾条悬于中极穴上，灸 10~15 分钟，以灸至皮肤温热而又不灼伤皮肤为度。

📍 三阴交穴

位置： 在小腿内侧，内踝尖上 3 寸，胫骨内侧缘后际。

操作： 用面刮法刮拭三阴交穴 50 次左右，以穴位处皮肤潮红出痧为宜。

月经不调

　　月经不调是指月经周期紊乱、经期延长或缩短、经量增多或减少、经质异常及伴随月经失调出现的全身性症状的一种女性常见疾病。女性月经不调及痛经多与肾虚肝郁、气血两虚、气滞血淤有关，治疗应该以活血、补气血、养肝肾为主，刮痧、按摩可以通调气血、补养肝肾，能在一定程度上缓解月经不调。

　　刺激气海穴至关元穴至归来穴可顺畅气血、调理月经；刺激三阴交穴可以促进血液循环；刺激地机穴具有补益气血、健脾祛湿的作用。

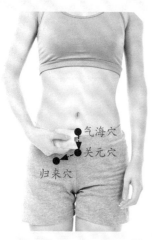

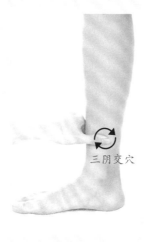

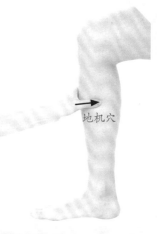

📍 气海穴、关元穴至归来穴

操作：用刮痧板从上向下刮拭任脉的气海穴至关元穴，操作1~3分钟；再从关元穴刮至胃经的归来穴，操作1~3分钟。

📍 三阴交穴

位置：在小腿内侧，内踝尖上3寸，胫骨内侧缘后际。

操作：用拇指指腹顺时针按揉三阴交穴1~3分钟，以有酸胀感为宜。

📍 地机穴

位置：在小腿内侧，阴陵泉下3寸，胫骨内侧缘后际。

操作：用拇指指腹按压地机穴，力度由轻及重，以能忍受为度，每次按压1~3分钟。

乳腺增生

　　乳腺增生多是因内分泌失调引起的乳腺腺体增大、增生，其典型症状就是乳房胀痛。大多数患者具有周期性疼痛的特点，即月经前期加重，经期后减轻或消失。严重时整个经期都会疼痛，甚至连肩膀、胳膊、后背都会疼痛。乳腺增生患者平时除了要少生气、保持心情舒畅外，还可以通过按摩和艾灸来改善乳腺增生问题。

　　刺激足三里穴有促进气血通畅的作用；刺激太冲穴可缓解怒气上冲，对初期的乳腺增生很有效；刺激肩井穴可提升气血，对辅助治疗乳腺疾患大有益处。

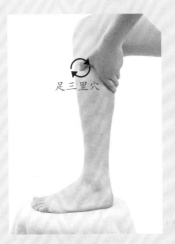

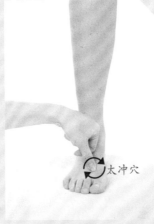

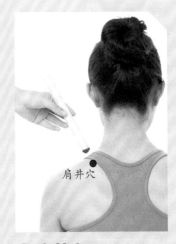

📍 足三里穴

位置： 在小腿外侧，犊鼻穴下3寸，犊鼻穴与解溪穴连线上。

操作： 用拇指按揉足三里穴1~2分钟，以局部有酸胀感为佳。

📍 太冲穴

位置： 在足背，第1、2跖骨间，跖骨底结合部前方凹陷中，或触及动脉搏动处。

操作： 用拇指指腹按揉太冲穴1~3分钟，用力可稍重。

📍 肩井穴

位置： 在肩胛区，第7颈椎棘突与肩峰最外侧点连线的中点。

操作： 用艾条温和灸肩井穴10分钟，灼热程度以患者能忍受为度。

盆腔炎

　　盆腔炎是指女性生殖器官、子宫周围结缔组织及盆腔腹膜的炎症。慢性盆腔炎往往是急性期治疗不彻底迁延而成，其发病时间长，病情较顽固，也是导致不孕或异位妊娠的原因之一，会严重影响患者的身心健康，因此要积极治疗。除了药物治疗外，还可以通过拔罐和按摩等方式进行调理，使盆腔炎症状逐渐消除。

　　肾俞穴有补肾助阳、强壮腰肾的作用；腰阳关穴有理气止痛、升阳固脱的作用，有助于缓解盆腔炎；三阴交穴可健脾祛湿，是辅助治疗妇科疾病的要穴。

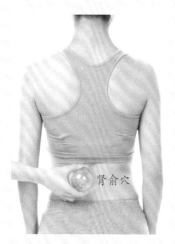

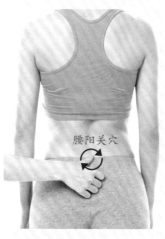

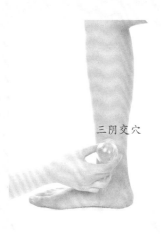

🔵 肾俞穴

位置：在脊柱区，第2腰椎棘突下，后正中线旁开1.5寸。

操作：将棉球点燃后，伸入罐内马上撤出，将火罐扣在肾俞穴上，留罐10分钟。

🔵 腰阳关穴

位置：在脊柱区，第4腰椎棘突下凹陷中，后正中线上。

操作：将拇指指腹贴于腰阳关穴上，用力按揉2~3分钟。

🔵 三阴交穴

位置：在小腿内侧，内踝尖上3寸，胫骨内侧缘后际。

操作：将棉球点燃后，伸入罐内马上撤出，将罐具吸附在三阴交穴上，留罐10分钟。

阳痿、早泄

阳痿、早泄是常见的男性性功能障碍疾病，造成阳痿、早泄的病因有很多，大致可以分为心理因素和生理因素。这两种疾病可以单独存在，也可以同时存在。阳痿和早泄是互相影响的，早泄迁延时间长会导致阳痿，阳痿迁延时间长也会加重早泄。治疗阳痿、早泄，除了注重心理调节外，还可以通过艾灸和拔罐疗法辅助治疗。

肾俞穴具有填精益髓的作用；关元穴是任脉与足三阴经的交会穴，是元气所存之处，有培元固本、补肾回阳的作用；足三里穴可补中益气、温肾壮阳。

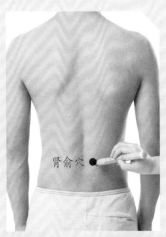

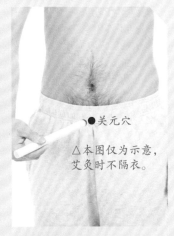

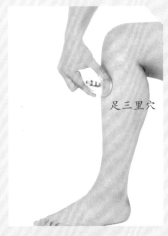

肾俞穴

●关元穴

△本图仅为示意，艾灸时不隔衣。

足三里穴

肾俞穴

位置： 在脊柱区，第2腰椎棘突下，后正中线旁开1.5寸。

操作： 用艾条温和灸肾俞穴10~15分钟，以局部温热、舒适而不灼烫为宜。

关元穴

位置： 在下腹部，脐中下3寸，前正中线上。

操作： 点燃艾条，温和灸关元穴10~15分钟，以局部温热、舒适而不灼烫为宜。

足三里穴

位置： 在小腿外侧，犊鼻穴下3寸，犊鼻穴与解溪穴连线上。

操作： 将罐具吸附在足三里穴上，留罐10分钟。

前列腺炎

　　前列腺是男性生殖系统的一个器官。前列腺炎多由于着凉、上火、久坐、憋尿等引起，主要表现为尿频、尿急、尿痛等。前列腺发病不仅可引起局部的不适和症状，还可引起全身症状和不适。患者在平时生活中应加强身体锻炼，少吃辛辣食物。此外，还可以通过艾灸和刮痧疗法予以调理改善。

　　膀胱俞穴有清热利湿、利尿通淋的作用；太溪穴有滋补肝肾、改善肾虚的功效；刺激任脉的关元穴至中极穴有补益元气、回阳固脱的功效。

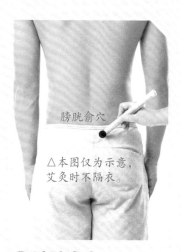

膀胱俞穴

△本图仅为示意，艾灸时不隔衣。

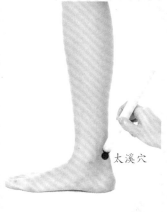

太溪穴

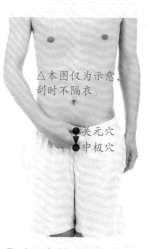

△本图仅为示意，刮时不隔衣。

关元穴
中极穴

📍 膀胱俞穴

位置：在骶区，横平第 2 骶后孔，骶正中嵴旁 1.5 寸。

操作：用艾条温和灸膀胱俞穴 10~15 分钟，每天 1 次，也可隔天 1 次。

📍 太溪穴

位置：在踝区，内踝尖与跟腱之间的凹陷中。

操作：用艾条温和灸太溪穴 10~15 分钟，每天 1 次，也可隔天 1 次。

📍 任脉的关元穴至中极穴

操作：用刮痧板从上到下刮拭任脉的关元穴至中极穴 1~3 分钟。

遗精

　　遗精是指男子在没有性交或手淫情况下的射精。男子在青春期出现遗精属正常现象，但次数过多则是病理现象，常与神经衰弱、生殖系统有炎症有关。患者应该注意心理调适。此外，还可以刺激以下穴位予以改善。

> 神阙穴可补中益气、固脱止泻，调理和改善气虚所致的遗精；气海穴属任脉，具有益气固脱、行气导滞的功效；志室穴有温肾助阳、利水消肿的功效。

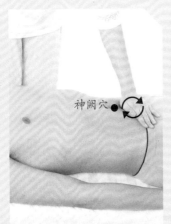

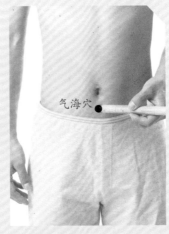

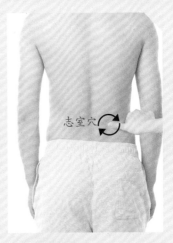

📍 神阙穴

位置：在脐区，脐中央。

操作：先用掌根揉神阙穴，以脐下有温热感为度；再用掌摩法摩小腹部约5分钟；然后用擦法横擦腰骶部，以透热为度。

📍 气海穴

位置：在下腹部，脐中下1.5寸，前正中线上。

操作：将点燃的艾条悬于气海穴上，灸10~20分钟，以灸至皮肤温热红晕而不灼伤皮肤为度。

📍 志室穴

位置：在腰区，第2腰椎棘突下，后正中线旁开3寸。

操作：将拇指指腹置于志室穴上，顺时针方向按揉2~3分钟，以患者自觉有酸胀感为度。